골반 때문이야

골반운동 배우는 곳

네이버 카페 「골반 때문이야」
https://cafe.naver.com/cshealth

네이버 밴드 「골반때문이야/자연치유/골반걸음」
https://band.us/band/75797240

통증의 원인 분석에서 골반교정의 원리까지

아는 만큼 덜 아프다!

원인 모르는 통증에서부터

허리디스크, 위장장애, 목디스크, 어깨통증, 공황장애, 두통

골반 때문이야!

서정업 지음

생각나눔

책을 기획하면서

필자에게 어느 날 갑자기 찾아온 몸의 마비 증상은 호르몬 계통, 특히 갑상샘 이상이었다. 대학병원을 가고 약을 먹었지만, 필자의 몸은 금방 잘 움직이다가도 힘이 없어 자리에서 일어나지 못하거나 화장실 가는 것도 힘들었다. 6살 조카에게 조그만 의자를 가져달라고 하여 몸을 일으키는 데도 30분 이상 걸렸었다.

누나 집에서 의지하고 누워만 있었던 우울한 나날들은 필자에게는 이런 삶을 계속 살아야 할지 말아야 할지를 고민하던 악몽의 시간으로 기억된다.

'진정 내 병은 병원에서 못 고치는 병인가?'

'내 몸은 내가 고쳐야겠다!'라는 생각에 병의 원인을 찾아 밤새워 인터넷을 뒤져보고, 도서관의 책 속에 파묻히다 보니 생각이 바뀌고 몸을 알아가면서 풀리지 않았던 문제들과 의문들이 풀렸다. 그 후 몇 개월 만에 악몽 같던 병을 훌훌 털어버리고 지금은 누구보다 건강한 생활을 하며 건강을 공유하는 생활을 하고 있다.

많은 분이 허리가 틀어지고, 등이 굽고, 무릎이 아파서 다리를 절룩거리고, 위장병, 불면증에 손발이 차갑고 시려서 병원, 한의원을 매일같이 다니는데도 왜 건강한 삶을 살아가지 못할까?

'나이 드신 분들의 척추가 휘고 등이 굽고, 거북목이 되는 이유가 무엇인가?'라는 질문을 이제는 누군가는 해야 한다. 굽은 등을 펴지 못한다는 것은 '몸을 펴는 이론'이 잘못되었든지 아니면 그 기술이 부족한 것이라고 말할 수밖에 없다.

혈 자리, 신경, 근육 이름만 달달 외워서는, 절대로 굽었던 허리와 거북목이 펴지지 않는다.

필자가 아프면서 알게 된 새로운 사실들은 허리 디스크, 목 디스크, 못 먹고 힘들어하는 위장 장애, 잠을 못 자서 힘들어하는 공황장애와 관련된 질병의 원인이 하나로 연결되어있고, 그 연결 고리들을 끊어놓으면 해결안은 요원해질 수밖에 없지만, 그 연결 고리를 바탕으로 몸을 하나로 묶어놓고 내 몸을 지키려고 노력할 때 우리의 몸은 자연히 건강함을 찾아가게 된다는 사실이다.

잘못된 상식에서 벗어나야 원인을 알 수 없었던 통증들도 사라진다

허리가 아플 때 허리를 만져서는 허리를 절대 고칠 수 없다!

위장 장애는 병원에서 못 고치는 병이었다!

공황장애는 내과에서 만들어내고 신경정신과로 약을 먹이러 보낸다!

우울증 약은 더욱 우울하게 만들 뿐이다!

원인 모를 두통의 원인은 머리가 아니었다!

무슨 소리인가 하겠지만,

이것이 이제까지 우리가 알고 있는 해부학적인 몸의 기능과 근육의 방향성 등 몸에 대한 기본 지식을 뒤집는 중요한 출발점이다.

허리가 아플 때 허리에 집중하고 통증만 없애기 위해 노력했기에 고질병이 되어버린 통증에서 벗어나지 못하는 것이다.

또한, 소위 전문가들이 가진 기존의 이론과 지식으로 몸을 바로 세운다는 결과물들이 거북목이고 또 새우등이다. 그런 문제점이 거리에서 접하는 숱한 사람들의 모습에서 증명되고 있다.

다시 강조하지만, 기존의 풀지 못했던 원인 모르는 통증에서 벗어나는 새로운 방법을 통해 뼈, 근육의 역할 등의 해박한 해부학적 지식을 몰라도, 한의학의 혈 자리를 외우지 않아도 통증에서 해방되고 몸은 좋아질 수 있다.

이 책을 통해 많은 분이 자신의 통증을 비롯한 여러 문제를 너무나도 쉽게 해결하는 방법을 알고, 건강한 삶을 살아가기를 바란다.

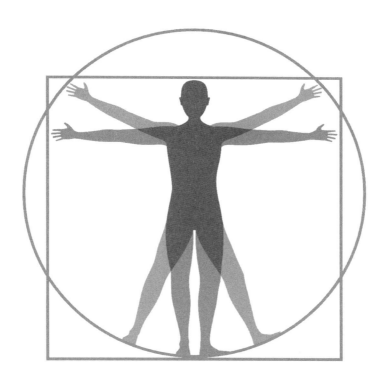

목차

제 1부 구부러진 사람만 사는 세상

제 2부 굽은 새우등

제 3부 거북목

제 4부 위장장애/ 공황장애

제 5부 골반이 살아야 만병이 사라진다

제 6부 호흡

제 7부 두통

제 8부 다리 편

제 9부 천송 이케이케 운동

제 10부 천송 골반 걸음

제 11부 잘못된 상식이 건강을 해친다

제 1 부

•

구부러진 사람만 사는 세상

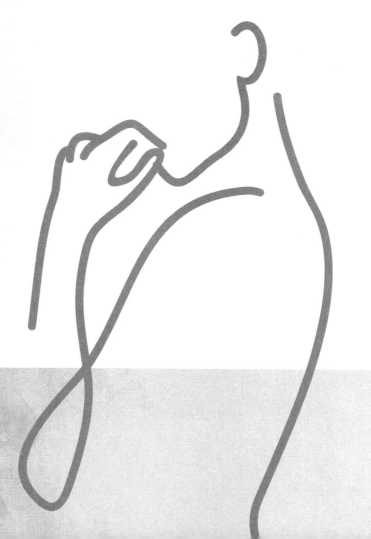

1-1. 몸을 알지 못하면 통증은 시작된다

필자를 방문하는 분들의 허리는 굽어지고 무릎은 벌어져 오다리가 되고, 목은 짧아지고 앞으로 나온 거북목 통증을 호소하는 공통점을 가지고 있다.

병원에서는 통증을 억제할 뿐 몸을 바로 세워주지 않는다.

−어디 어디 다녀보셨습니까?

필자에게 오시는 분들은 이제 아프기 시작했다고 하는 분들보단 오랫동안 아팠던 분들이 오신다.

그도 그럴 것이 몸이 아프게 되면 병원부터 찾게 되고, 병원에서 시키는 대로 약도 먹고 물리치료도 받는다.

목 디스크로 인해 동네 병원부터 한의원, 대학 병원을 돌다가 어느 누가 "어느 곳이 용하다." 하면 몇 시간이고 시간이 걸려 찾아다니고, 온몸에 부항도 뜨고 침도 맞고 꼬집히고 심지어 망치로 맞아가면서까지 낫기 위해 힘쓴다. 이러한 노력에도 불구하고 이제는 수술밖에 답이 없다는, 하늘이 무너질 것 같았다는 소리를 들은 분들이 반깁스를 목에 대고 사무실에 들어온다. 이들이 다녀봤다는 곳은 다양하고 비슷하다.

들어갈 때는 굽어져 갔어도 나올 때의 모습은 달라져 있어야 통증이 줄어들었고 할 수 있다.

여태껏 다녔던 곳의 사람들은 모두 반듯하게 펴져있던가요?

그야 그런 것 잘 안 보니까!

그럼 치료해주시는 분들 몸은 반듯하던가요?

당연히 나이를 먹었으니까 조금씩은 구부러져 있겠지!

그럼 몇 년씩 다니다 보니 몸이 반듯하게 펴지던가요?

그렇게 펴졌으면 이렇게 여기까지 안 왔지!

사람마다 시간 차이가 있기는 하겠지만, 몇 년씩 되는 치료 차트의 자료를 자랑할 것이 아니라 굽었던 몸이 얼마나 반듯하게 펴졌는지를 자랑해야 한다.

"왜 그렇게 많은 곳을 다녔는데 아직도 아플까요?"
"허리 디스크 수술을 했는데도 왜 또 아플까요?"
"통증 때문에 다리를 잘라내 버리고 싶어요!"

도대체 그렇게 다양한 곳들을 열심히 다녔는데 본인들이 왜 아프고 통증이 심한지 도대체 이해를 못 하겠다는 말을 한다.

심지어 저린 다리를 잘라내 버리고 싶다는 소리를 들을 때마다 동네 병원부터 시작해 검사하고 치료하고 더 큰 병원까지 다니는데도 왜 치료가 안 되는지 진지하게 고민해봐야 한다.

몸이 굽어지면 통증은 시작된다.

심해진 통증을 없애는 데 약을 사용하는 것보다

몸을 바르게 펴는 것만으로 가능하다.

등은 구부러지고 허리 통증을 호소하며 사무실로 들어와서 수십 초의 짧은 시간만으로 그분들의 몸이 편해짐을 느끼는 것은 몸속 염증을 제거해서도 아니고, 침을 놓는 자리를 만졌거나 혈 자리나 경락을 잘 만져서도 아니다.

단지 그분들이 원하는 것,

'몸을 바로 세우면 통증이 사라진다'는 것을 직접 확인시켜 줄 뿐이다.

이제는 치료를 잘하는 곳이냐고 물어보기 전에 몸을 바로 세워줄 수 있는 곳인지 먼저 물어봐야 한다.

또 지금까지 몸을 맡기고 다녔던 곳들이 몸을 바로 세우지 못했기 때문에 통증이 유발된다는 것도 알아야 한다.

약물로 통증이 사라지면 좋겠지만, 다음 날이면 여지없이 통증으로 괴로운 것은, 결국 본인들이 원하는 통증만 어떻게 없애보려는 치료만 받았기 때문이고, 근본적인 문제점을 해결하기 위해 몸에 대한 공부하지 못한 것이 통증이라는 결과물로 따라오는 것이다.

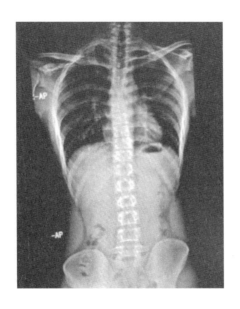

1-2. 왜 다른 곳에서 해결하지 못했을까?

거북목, 목 디스크 원인을 목에서 찾지 않는다.

물론 해부학적으로 보면 거북목이나 목 디스크의 통증은 경추 1번에서 7번까지의 목뼈 중에 어느 부분의 디스크 탈출로 신경이 눌려 통증이 오고, 손가락 끝까지 저림 현상과 통증이 오게 된다.

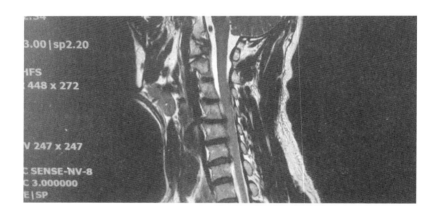

또, 경추 1번에서 7번까지의 디스크의 눌림 현상은 어디에서 볼 것이냐의 관점의 차이가 있게 된다.

기존의 방법은 튀어나온 디스크를 원인이라 하고, 돌출된 디스크를 잘라내던지 긁어내는 수술을 한다.

현재를 보지 말고 원인을 찾아야 한다.

모기가 극성 맞는 여름 아침이 되면 뻘겋게 되고 잠들기 전에 모기를 전멸시켜야 그나마 편한 잠을 잘 수가 있다.

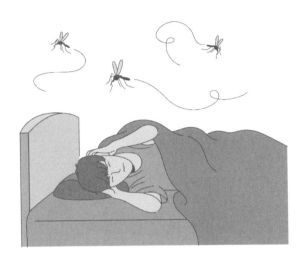

한번 보이는 모기에 물리면 긁고, 모기를 잡기 위해 모기약을 쓰던지 방법을 찾아서 모기에 물리지 않기 위해 노력을 할 것이다.

그런데 모기에 물리면 잡기도 하지만, 무엇을 먼저 할까? 어디에서 모기가 들어오는지 차단하려고 모기가 들어오는 구멍을 막아야 언젠가는 한 마리조차도 다 잡을 수 있다.

'따다닥' 소리가 경쾌하고 모기약을 뿌린들 창문이 열리면 모기와의 전쟁은 끝나지 않을 것이기에. 몸이 좋아진다는 것은 역시 결국 원인을 찾아서 쉽게 문제를 해결해야 한다.

왜 다른 곳에서 쉽게 해결하지 못할까?

제아무리 모기약의 성능이 좋아서 눈앞의 모기는 잡을 수 있지만, 모기가 들어오는 구멍을 닫지 않는다면 맨날 모기 잡다 시간만 보낼 것이다.

거북목이 되고 목 디스크가 된다는 것은 모기가 내 몸에 달라붙어 있는 것과 같다. 그로 인해 수시로 물리고 가려운 것과 같이 그렇게 가려운 부분만 건드려서는 몸이 좋아질 수가 없다.

1-3. 굽어진 곳에는 통증이 일어날 수밖에 없다

창문이 열려있으면 모기에 물릴 수밖에 없다.

지금의 방법들 진통제나 침 요법들은 모기에 물리는 것에 잠깐 통증을 없애는 대증요법으로는 원인 해결이 안 된다.

"모기에 물려서 가려워? 그럼 가렵지 않게 해줄게!"

아프면 병원에 당연히 가야 한다. 검사하고 어디가 좋지 않은지 알아봐야 하고, 왜 약해졌는지 알아야 한다.

그런데 대부분 창문은 열어놓고서 모기약만 열심히 뿌릴 생각만 하고, 파스만 가려운 곳에 바를 생각만 한다는 것이 아이러니하다.

해부학적으로 보면 눌려서 눌리게 한 요인들이 그 근처의 근육들이 약해져서, 즉 "흉쇄유돌근, 판상근, 사각근 승모근 등이 약해져서 통증이 온다."라는 말도 맞지만 마치 모기가 물려서 가렵다 하는 것처럼 더 원인적인 부분들에 대해 들어가지 못했다. 그렇기에 모기약 열심히 팔고 있는 사람들이 되어버린 요즘이다.

1-4. 병원은 몸을 세워주는 곳이 아니다

－나이 먹어서 아픈 것이 아니다

"애들이 허리가 어딨어?"

지금 생각하면 아마도 허리는 나이 먹은 사람들의 특권처럼 어렸을 때는 허리가 아프지 않고 나이를 먹으면 자연히 아프게 된다고 생각하고, 자연스럽게 아파지는 곳이 허리라고 생각하는 것 같다.

학생들의 어깨가 굽어지고 등이 굽어지는 것을 보면 당연히 목 통증, 어깨 통증, 허리 통증으로 공부하는 것이 힘들고 잠자는 것이 힘들다는 것을 짐작할 수 있다.

중3 학생인 A 양은 엄마의 목주름이 펴진 것을 보고 엄마를 따라 필자에게 왔다.

물론 공부하느라 목의 주름이 있기도 했지만, 몸이 구부정해져서 바로 눕지 못하고 옆으로 누워서 자다 보니 늘 아침이 피곤하고 공부에 집중이 되지 않는다고 했다.

"목의 주름을 펴줄게!"

하면서 몸의 자세를 바로잡고 반듯이 눕게 했더니

"와! 세상 편하다. 엄마, 허리가 떴었는데 안 뜨고 편해요!"

라고 했다.

아이들 허리 건강도 자세에서 나오고, 그 자세를 만드는 것은 골반의 움직임이 어느 위치에 있느냐에 따라 수면의 질까지도 영향을 미치게 된다.

A 양은 올 때마다

"선생님, 신기하게도 이제는 옆으로 눕지 않고 반듯이 자게 돼요!"

웃음 띤 말에서 그동안의 틀어진 몸으로 옆으로 자는 것이 얼마나 힘들었고, 아침이 힘들었는지 눈에 보였다.

몸은 나이와 상관없이 아프다는 것은 어린 학생들의 허리 통증과 목의 통증을 통해서도 알 수 있다.

바른 자세를 하라는 잔소리를 듣고 바른 자세를 만들려고 하는데 반듯하게 펴지 못하고 앞으로 구부러져 있는 것은 지금까지 어디에서도 굽어진 몸을 펴주지 못했기 때문이다.

필자가 반포로 사무실을 이전하고 얼마 지나지 않아 상가분들이 이구동성으로 흑석동의 모 여사님을 필자에게 소개하고자 그분을 애타게 찾다가 드디어 사무실을 찾아오셨다.

흑석동 여사님은 허리가 90도 정도 구부러져 허리를 지탱하기 위해 무릎은 넓게 벌려 커다란 오다리로 간신히 사무실로 들어오셨다.

몸을 돌아보고 그분에게 맞는 자세와 문제점을 교정한 지 며칠이 지나자 흑석동 여사님은 몇 번씩 깨던 잠도 깨지 않고 깊은 잠을 잘 수 있고, 무엇보다 즐거운 것은 몸이 굽어져 땅에 끌려 입지 못하고 아끼던 롱코트를 다시금 입을 수 있어서 기쁘다고 하셨다.

비행기로 여행을 다녀오고서 갑자기 구부러진 허리의 통증으로 이곳저곳 다녀보고, 의사를 사위를 두고 있지만 불편한 몸은 잠을 6번까지 깰 정도까지 힘들게 했었다.

몇 번 다녀간 후부터 몸도 펴지고 다시 긴 잠을 잘 수가 있었고, 구부러진 몸으로는 땅에 닿을까 입을 수 없었던 롱코트를 다시 입을 수 있게 되고, 뒷산을 운동 삼아 걷는 즐거움이 살아있는 것에 고마움이라고 말씀하셨었다.

아프면 나이 먹어서 아프다고 하고, 이제는 고칠 수 없는 몸이라고 쉽게 포기한다. 몸이 아프니 친구들 모임은 꿈만 같고, 자연히 활동 반경도 짧아지면서 근육의 양도 줄어들고 입맛도 떨어져 체력도 떨어진다. 또한, 수면에 영향을 미치게 되어 우울증까지 호소하면서 고칠 생각은 하지 못하고 단지 '나이를 먹어서.'라고 생각하고 한탄만 한다면 결코 벗어날 수 없는 것이 우리 몸이다.

단지 통증으로 새벽같이 침을 맞으러 한의원 앞에 줄을 서고, 매일같이 정형외과에서 물리치료를 받는 것으로 하루를 보내고,

"친구들 몸도 그렇듯이 나이 먹어서 내 몸도 당연히 아픈 것이다."

라며 아픈 것을 결코 '나이 먹어서.'라고 치부해서는 안 된다.

ㅡ정확한 원인을 알아야 한다

할머니들은 나이를 먹어서 등이 굽은 것이 아니다. 누군가 굽은 등과 목, 허리를 펴주지 못했기 때문이다.

또 몸을 고쳐주는 분들의 실력이 모자라서가 아니라 원인이 되는 부분을 찾지 못했기 때문이고, 통증의 원인을 찾지 못하여 통증에서 벗어나지 못하게 되는 것이다.

통증을 억제하기 위한 부분으로 스테로이드제와 소염진통제 그리고 근육 이완제, 항우울제 등을 사용하여 지금의 통증을 제어하는데, 치료하기 위해서는 '원인이 무엇인가?'를 먼저 생각해야 한다.

허리가 펴지면 자연히 통증은 사라지지만, 굽어진 허리는 그대로다. 임시변통으로 시행하는 작금의 방법으로는 절대로 치유될 수 없고, 굽은 새우등을 하고 거북목으로 돌아다니는 사람들로 가득 찬 굽은 등을 가진 사람들의 거리가 될 것이 뻔하다.

매일 산책을 하지만 제대로 걷는 사람이 단 한 명도 없다는 사실이 놀랍고, 때로는 바른 자세로 걷는 학생을 보게 되면 반갑기까지 할 정

도다. 걷는 자세만 보아도 그들의 허리와 목의 통증, 또 위장 장애와 불면에 시달리게 된다는 것을 지레짐작할 수 있다.

헝클어지고 떡진 머리를 보면 당연히 머리에 냄새가 날 것이라고 생각되듯 틀어진 몸을 보면 당연히 '아플 것이다!'라고 생각되는 것이다.

틀어진 자세로 걷는 것은 바른 자세의 몸을 이해하지 못함에서 오는 본인의 몫이기도 하고, 전혀 좋아지려고 노력하지 않았다는 증거이기도 하다.

1-5. 원인은 무시하고 통증 억제에 최선을 다하는
병원과 한의원들

삼천포에 근육병으로 고생하는 3자매 중 둘째분께서 그나마 열심이셔서 자꾸 굽어지는 몸을 집에서라도 펴기 위해 고등학생 딸에게 몸을 펴는 방법을 알려준 적이 있는데, 어느덧 도사가 되었는지 상갓집에서 신통한 여자아이에게 허리 아픈 분들이 허리를 고치겠노라고 줄을 섰었다고 자랑스럽게 이야기를 한 적이 있었다.

상갓집이야 원래 장시간 좁은 공간에 있으므로 인해 아프지 않던 허리도 아프게 되지만, 이미 아픈 허리에 해볼 것 다 해보셨을 분들이 허리가 편해지겠노라고 어린 학생 앞에 줄을 서서 허리를 맡기게 되었을까?

바로 굽어진 등 쪽에 집중하지 않고 전혀 다른 곳에 집중했기 때문이다.
통증을 잡기 위해서가 아니라 몸을 지탱해주는 힘을 길러주었기 때문이다.

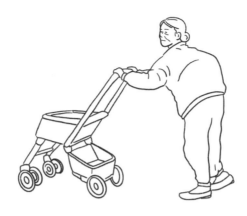

동네에서 많이 보는 풍경이 되어버린 할머니 유모차.

나이를 드신 할머니들은 왜 덜덜덜 빈 유모차를 끌고 다니실까?

빈 유모차를 덜덜덜 끌고 다니는 것은 굽어진 몸이 앞으로 쓰러지지 않기 위해서 받침대로써 유모차가 필요했을 것이다.

그렇다면 병원이나 한의원에서 치료를 받아보았을 텐데도 유모차에 의지할 정도로 몸이 구부러질 때까지 왜 그분들의 몸은 펴지지 않고 결국 유모차 할머니가 되어버렸을까?

유모차 할머니들께 등에 반듯한 막대기를 받쳐주면 허리가 편할까?

할머니들의 이미 굽어진 등의 받침대보다는 앞 받침대가 필요하다는 것을 몸으로 느끼시는 것이다.

지금까지의 전문가들이 등 쪽의 근육 즉 굽어진 등을 펴기 위해 그리고 통증만 없애기 위해 집중했었기 때문이다.

등 뒤쪽에 집중된 치료 부분과 운동의 방법을 등판이 아닌 앞판에 유모차를 대신할 근육을 만들어야 반듯한 예쁜 모습의 허리와 통증 없는 세상이 열리게 될 것이다.

1-6. 통증의 원인이 되는 것을 없애야 한다

어떤 질병이라도 원인을 알아야 대처하기도 쉽고, 쉽게 고통에서 벗어나게 된다.

"허리 디스크, 목 디스크로 인해 죽는 사람은 없지만, 수시로 밀려오는 극심한 통증으로 없던 우울증까지 와서, 죽고 싶은 마음이 앞서고 미칠 것 같다!" 라는 이야기들은 몸의 통증은 어떤 증상 하나만으로 생활이 무너지고, 직장 다니는 것도 힘들어 삶의 질까지 미치게 된다는 것을 알 수 있다.

그림처럼 논에서 모내기를 하면 제일 먼저 생각나는 것이 허리 통증입니다.

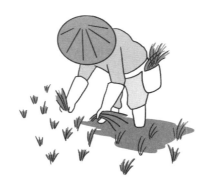

허리를 굽히고 종일 논에 모를 심다 보면 허리가 끊어질 듯이 아프

다. 잠시라도 허리를 펴야 허리가 편하게 된다는 것을 한 번이라도 논에서 모내기를 해보신 분들은 알 것이다.

휘어지고 틀어진 몸은 허리와 목에서는 통증이 생길 수밖에 없다. 통증을 가시게 하는 것은, 몸이 반듯하게 서 있는 모습일 때 비로소 허리가 편해지고 통증은 사라지게 된다.

논에서 허리를 굽혀서 하는 모내기의 자세는 당연히 허리가 아프다. 아프다고 바로 아픈 허리에 침을 맞거나 진통제를 맞지 않을 것이고, 허리를 펴는 것을 우선해야 한다.

아팠던 허리에서 편해진 허리로 계속해서 모내기를 한다는 것을 생각하시면 통증이 사라지는 방법을 알아야 몸이 편해진다.

90도로 꺾어진 허리가 아픈 것은 당연한 것이고, 그럼 꺾어진 허리를 어떻게 펼 것이냐를 먼저 보아야 하는데 대뜸 사진부터 찍어보자고 하는 것은 진정 구부러진 허리가 보이지 않아서 사진을 찍어보자고 하는 것인지, 몸을 바르게 펴주어야 할 곳을 찾지 못하는 것인지 의심해 보아야 한다.

환자들이 들어갈 때 모습과 나올 때 모습이 같다면 결코 몸은 좋아지는 것이 전혀 없었다.

해부학적으로는 "허리 쪽의 신경을 디스크가 누르면 통증으로 오게 되고, 다리가 저리고 심지어는 다리 마비까지 오게 되는 것을 디스크 탈출증이라고 해서 수술을 해야만 한다!" 라고 이야기를 듣게 되고, 통증이 있으면 고생하지 말고 수술을 권유받게 된다.

디스크 탈출증 판정을 받았을 때 24시간 통증이 오는 것이 아니라 일정 시간 왔다가 순간 사라지기도 하는 것이어서, 먼저 운동으로 통증을 제어해보고 수술하지 않고 재활하기도 한다.

어떻게든 수술을 미루고 운동으로 몸을 좋게 해보려고 하는 것은 "우리 몸이 근본적으로 좋아질 수 있느냐?" 에 대한 답을 구하는 시간이기도 하다.

필자가 책을 기획하면서 해부학적인 근육의 이름이나 전문적인 용어를 사용하지 않겠다고 생각을 했다. 그리고 어느 근육을 만지면 어디가 좋아지고 뼈가 어떻고 신경이 어떻고 하는 고리타분한 이론들은 이제 쓰레기통에 버리자. 단지 몸만 좋아지면 된다.

소위 전문가란 분들을 보면 본인들의 목이 굽어서 거북목이고, 허리가 굽어져서 비틀어진 몸을 가지고서 마치 해박함을 뽐내려는 듯 전문가적인 소견이니 해부학적인 근육 신경의 이름을 말하는 것은 그냥 배운 지식에 지나지 않는다.

배워서 머릿속에 있는 것은 지식이다. 본인들의 머릿속의 지식을 꺼내어 본인들의 틀어진 목과 허리를 펴지 못하므로 이미 그 지식은 죽은 지식일 뿐이고, 자신들이 배운 지식대로 몸을 만들어야 진정한 지식인이 될 것이다.

문제에서 답이 나오지 않으면 과정도 틀린 것이다. 이미 결과들이 거북목이면 과정이 다 틀렸다고 말할 수 있고, 몸이 바른 자세로 서지 못하면 절대로 통증은 사라지지 않을 것이다.

60대 후반의 김 여사는 누우면 다리가 저리고, 서있어도 다리가 저리고 골반 쪽이 아파서 의사인 며느리의 손에 이끌리어 필자에게 왔다. 오신 날 필자는 김 여사님에게 대뜸 물어봤다.

"어머니 모내기해보셨나요?"

"해봤지. 모내기를 하다 보면 허리 엄청 아팠지!"

"그럼 모내기를 하다가 허리 아프면 어떻게 해요? 허리에 파스 붙여요? 진통제 맞고 논에서 모내기를 하나요?"

"그야 허리를 이렇게 쭈욱 펴면 허리가 안 아프지!"

그렇게 해서 김 여사님은 누워있을 때도 다리가 저리지 않고, 서있을 때도 다리가 저리지 않음을 알게 되었다. 순간 화분을 보시면서

다리 쪽 불편함에 손이 가 있는 것을 보고

"전주댁! 다리가 저리지요?"

"네, 다시 저리네요."

"전주댁! 제가 어떤 자세를 만들라고 했었죠? 다시 그 자세를 만들어 보세요!"

"허, 정말 다리가 다시 저리지 않네요!"

사무실 앞의 화단에 꽃을 보시면서 잠시 몸이 앞으로 구부려진 자세를 만들다 보니 허리에 영향이 와서 저리고 통증 있던 다리는 허리가 펴지면서 다시금 편해진 것이다.

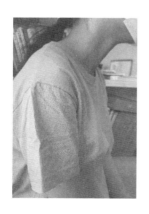

평소 똑바른 자세로 서있을까요? 운동하고 책상에 앉아서 사무실 일을 보고, 공부하고 종일 서서 활동하더라도 허리에 통증이 오지 않아야 한다.

아마 평소에도 "자세 좀 똑바로 하고 어깨 좀 펴고 다녀라! 몸을 똑바로 해봐라!" 라는 말을 귀에 못이 박힐 정도로 듣게 되는 경우가 되면 위의 그림처럼 구부정하고 다리는 오다리가 되어 어깨가 무거움을 느끼고, 목의 통증과 승모근은 아플 것을 알기에 옆에서 조언하는 것임을 알 것이다.

우리가 몸이 좋아진다는 것은 어떻게 해서든 통증에서 벗어나 활기찬 생활을 영위해야 한다는 것이다.

그런데 구부러져 있다는 것은 평생 통증에서 벗어나지 못하는 것이고, 통증에서 벗어난다는 것은 통증의 원인에서 탈출한다는 이야기와 같다. 통증에서 탈출하기 위해서는 편한 몸의 자세를 만들어 통증이 만들어지는 것을 방지하는 것이고 예방하는 것이다.

통증을 예방하는 자세를 만들어 보는데 먼저 왼쪽의 굽어진 모습에서 오른쪽의 그림처럼 통증이 오지 않는 자세로 몸을 만들어야 한다.

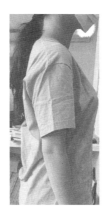

어떻게 해서든 통증이 사라지는 자세를 만들어야 몸이 편하다.

1-7. 전혀 다른 곳을 만졌는데 등판이 반듯해지네?

40대에 이미 허리 수술을 하시고, 그래도 아픈 허리를 고치기 위해 전국을 다 돌아다니시고 심지어는 등에 맷돌 같은 돌을 올려놓아서

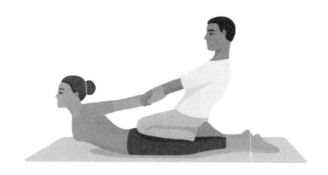

허리를 펴보려고 그렇게 노력을 해도 허사가 되어 수술을 끝내는 5번까지 할 수밖에 없었다고 한다.

몸이 불편하면 등 마사지라도 받으면 조금 편해지니까 편해지기 위해 마사지를 받고 물리치료를 받고 하지만, 등을 만져서 몸이 펴진다는 생각은 버려야 한다.

순간적으로 뼈의 움직임을 가하는 카이로프랙틱의 경우 순간적으로 몸이 편안함을 느낄 수는 있다.

우리가 손가락 관절을 꺾어서 우두둑 소리가 나면 잠깐 시원함을 느끼기는 하지만 손가락 마디만 굵어지게 할 뿐 편해지지 않는 것처

럼 카이로프랙틱이나 추나요법, 도수 치료 등의 방법은 일시적 몸을 편하게 해줄 뿐 굽은 몸을 반듯이 펴주지 못하고, 근본적인 몸을 통증을 없애는 방법론에는 접근조차 하지 못하는 방법들이다.

집에 돌아가면 다시금 아프고, 다시 구부러진 몸을 보면서 한숨을 쉴 것이다.

"치료받을 때는 좋았는데 다시 또 아프네."

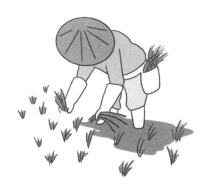

전주 아주머니 이야기를 하면서 잠깐 언급했던 모내기 그림이다. 열심히 논에서 모내기를 하면서 허리를 연신 만지고 문지르고 하면 허리가 편해질까? 절대로 편해지지 않는다는 것을 알 것이다.

구부러진 허리에 파스를 붙이고 침을 맞고 진통제를 맞는 것이, 허리를 구부리고 유모차를 끌거나, 사무실에서 굽은 어깨로 열심히 일하는 모습이라고 보면 됩니다.

그림에서 근본적인 허리의 통증이 사라지는 방법은 허리를 펴는 방법만이 최고이고, 또한 그것이 답이라는 것을 너무나 잘 아실 것입니다.

–우리가 원하는 것은 굽어진 허리를 어떻게든 펴 달라는 것이다

디스크가 파열되고 협착증이 생기고 몸에서 어떤 증상이 일어나든지 먼저 몸을 조금 펴달라는 것이 우선시 되어야 한다.

말로는 너무나 쉽고 금방 될 것인데 안 되니까 문제라고 이야기를 하지만 그렇다고 문제가 되는 허리에만 치료를 받거나 마사지를 받아서는 몸이 좋아지는 것은 요원할 것이다.

지금까지 우리가 수없이, 귀에 못이 박힐 듯이 들은 허리에 집중된 강의와 이야기들 그리고 생각을 바꾸어야 몸이 바로 서고 통증도 사라지게 된다.

이제는 당장의 통증을 없애는 데 그 어떤 방법보다 몸을 바로 세워야 한다는 문제의식으로 다시 몸에서 통증이 나오지 않는 좋은 자세를 배우고, 새로운 몸의 이론을 정립해야 한다.

몸은 일단 세워보고, 다른 검사를 받던지 치료를 받자!

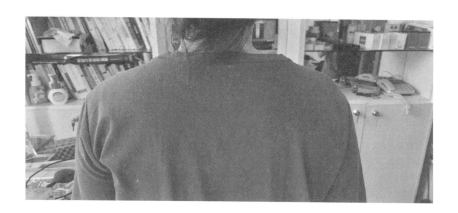

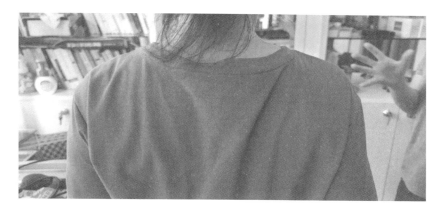

1-8. 이제껏 등에 쏟은 정성은 허사였네

허리 아프신 분들께 "누우세요!"라고 하면 당연하듯이 바닥을 바라보고 눕는다.

아마도 아파서 어딜 가더라도 바닥을 바라보고 누우면 허리를 만지고 등을 만져서 허리를 편하게 해주겠노라고 치료를 받던 마사지를 받아왔기 때문일 것이다.

침을 맞아서 아픈 것이 사라지는 것보다 누워있는 자세가 가지는 힘이 더 빨리 통증에서 벗어나게 한다는 사실을 알아야 한다.

바닥을 보고 눕게 되면 실제로도 마사지를 받아서 또는 침 그리고 약에 의해 시원함을 느낄 수도 있겠지만, 굽었던 허리를 펴는 동작만으로도 시원함을 느끼게 된다.

허리 쪽을 치료하기 위해 바닥을 바라보게 하고 눕게 한다면 치료하시는 분들이 아픈 몸에 대해 알지 못하고, 그저 배운 대로 몸을 치료하게 되어 절대로 치료에 도움이 되지 못한다고 단정하여 생각해도 된다.

분명한 것은 디스크로 인해 허리 아플 때 그림처럼 그냥 편히 누워만 있어도 허리는 편해질 수 있다는 것이다.

아픈 당신을 평생 고객으로 만들기 위해 노력할 뿐이지, 아픈 허리를 반듯이 펴게 하는 통증의 근본적인 원인 제거를 위한 노력을 단 1%도 하지 않는 시술자이거나 마사지사임을 알아야 하고 당장 문을 박차고 나가야 할 것이다.

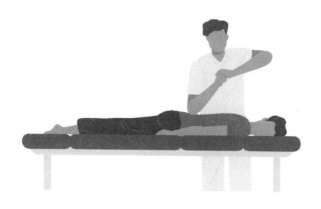

"당장 통증을 사라지게 해라!"

여수에 갔을 때 잠깐 들렀던 어느 공구상가의 여주인은 몸이 이렇게 저렇게 할 정도가 아니라 많이 구부러져 있었다. 필요한 공구를 달라고 했더니 마침 없었는지 대뜸 없다는 소리에 그냥 돌아서서 다른 가게를 가려고 했었다.

하는 일이 사람 보는 일이라서 그런지 필요한 물건은 사지 못했지만, 여주인의 몸이 구부러진 것이 너무 심해 보여 잠깐 시장 앞에 서서 살짝 몸을 바르게 만들어주었더니 이내 얼굴빛이 밝아지면서 물건을 판 것보다 몸이 반듯하게 된 것이 더 좋다고 금방 얼굴이 환해지셨다.

동네마다 "몸이 틀어져 있는 분들 모이세요!"라고 하면 이곳저곳 다녀보고 몸을 펴기 위해 또 통증을 없애기 위해 노력했지만, 모두 허사가 되어 앞뒤 좌우로 틀어진 몸을 겨우 가누고 살고 있는 분들은 다 모일 것이다. 단지 통증만이라도 잡으려 해도 도저히 잡을 수가 없어서 잠시 잠깐만으로 이렇게 몸이 펴진다면 어디라도 따라갈 테니 명함을 달라고 애원할 정도지만, 몸을 펴서 통증을 잡겠다는 곳은 없었다고 이야기하는 것이 현실이다.

한 번 만에 몸이 펴진다는 것에 놀라시기도 하지만 다시금 돌아가려는 힘이 강해서 몇 번만 더 뵈었으면 좋았을 것 같다. 잠깐 여행 중 지나는 자리다 보니 이 책이 완료되면 다시금 그분을 찾아가 볼 요량이다.

1-9. 허리를 반듯하게 펴는 포인트

몸 공부를 전혀 하지 않은 삼천포의 여학생이 어느 날 갑자기 허리에 도사가 되었던 것은 앞장에서 잠깐 언급은 했는데, 결국 복잡하지 않으면서 병원이나 여타 다른 곳에서 건드려주지 못하는 골반을 잡아주었기 때문이다.

'허리와 목을 만지지 않고 목과 허리가 편해진다'는 것을 의아해할 정도로 허리와 목이 아픈 분들의 통증 유발점을 만질 필요가 없는 것이다.

괜찮아! 통증 있는 허리나 목은 만지지 않을 것이니까!

이미 통증이 있다는 곳은 수없이 이런 치료, 저런 치료를 받다 보면 만졌던 곳을 또 반복해서 만지고 누르고 찌르고 마사지도 수없이 해보았을 것이기에 그곳을 또 만진다는 것은 전에 해봤던 안 되는 방법의 연속일 뿐이지 고쳐주지는 못하는 것이다.

필자에게 오시는 분들은 반듯이 천장을 바라보고 누워야만 허리가 편해지고 또한 몸이 세워지고 통증도 사라진다는 것을 너무나 잘 알기에 "누우세요."라고 말씀드리면 그림과 같이 천장을 바라보고 눕는다.

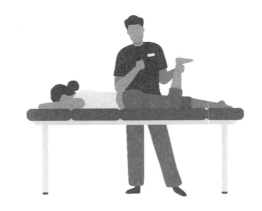

허리가 아픈데 왜 다리 부분을 누르라고 할까?

아픈 쪽의 허리만 만질 생각만 하였지 다리 부분을 만져서 좋게 해줄 수 있다는 생각은 하지 않는다.

골반이 틀어졌다는 이야기는 전문가들이 하면서도 정작 틀어진 골반을 잡아줄 생각은 하지 않고서 "많이 아프셨겠어요!"라고 말만 위로해줄 뿐이고 등만 마사지를 하거나 침으로 끝내버리는 경우이다.

우리 몸의 많은 근육 중에 특히 골반을 지탱하고 지지해주는 근육들이 있는데 그 근육들이 짧아지게 되면 우리 몸은 회전성을 가지게되어 허리가 아프게 된다. 또한, 무릎에 영향이 오고 심지어 발가락까지 그리고 상체 쪽으로는 목 디스크까지 영향이 오게 된다

책의 뒷부분에 목 디스크 편에 이야기가 또다시 이야기하겠지만, 몸

을 바르게 세우는 것을 기본으로 먼저 골반을 바로 세워야 하고, 골반이 바로 잡히지 않으면 허리 디스크나 목 디스크는 절대로 고쳐질 수 없게 된다.

다리의 길고 짧음도 원래 정상이다. 몸이 살짝 돌면 길게 보이고 짧게 보이는 것이고 그로 인해 신발의 높이를 달리해서 신게 하는 그런 우매한 곳까지 있는 것을 보면 몸에 대해 환자들이 잘 알아야 하고 그래야만 이용당하지 않게 된다.

1-10. 허리 통증이 있는 분들은 이곳이 포인트다

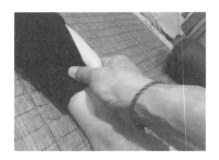

아무리 아프다고 하지만 몸의 이곳을 건드려주거나 터치해주는 곳은 없었다.

몸을 머리로만 알고 고치려고 하는 생각이 없다 보니 만질 생각도 하지 않고 단지 치료 시늉만 할 뿐이고, 통증만 억제하기 위한 치료를 받게 되어 늘 허리가 아팠었다.

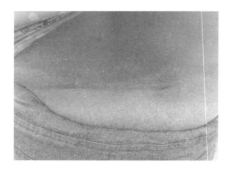

골반은 몸의 기둥이 되고 근육들의 출발점이고 근육이 온몸으로 연

결되고, 지지대 역할을 하는 곳이 몸의 중심이 된다.

골반의 근육들 그곳이 약해지면 골반을 앞으로 당기게 되고 골반을 밑으로 빠지게 하여 허리의 기준선이 무너지게 된다.

결국, 골반 위치가 어디냐에 따라 통증이 사라졌다가 또다시 통증이 느껴지는 것을 매번 반복하게 된다.

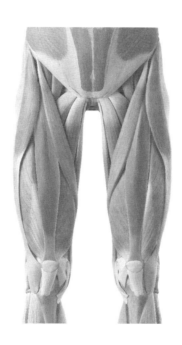

1-11. 꼬리뼈가 나온 분은 이곳을 집중하라

　앞에서 이야기했던 부분들을 이해하신다면 꼬리뼈 부분에도 이해도가 빨라질 수 있다.

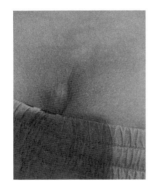

　꼬리뼈라고 하지만 꼬리뼈가 직접 땅바닥에 닿는 곳이 아닌 골반의 시작점과 허리의 시작점의 이어진 부분이 닿으면서 아픈 경우로, 천추 끝에서 꼬리뼈 시작하는 부분이 극심한 통증과 기분 나쁘게 지속적인 자극이 오는 지점이다.

　이곳이 통증을 느끼게 되면 걷는 것도 힘들어지고, 앉아있거나 바로 누워있기 힘들고, 어느 곳의 통증보다 심하게 느끼기도 한다. 협착증이라고 하는 것이다.

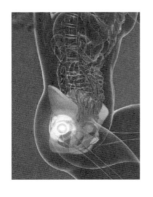

　조금만 걸어도 앉고 싶고 주저앉고 싶은 꼬리뼈와 닿는 천골 쪽의 이곳이 아프다는 것은 뒤로 넘어져서 엉덩방아를 찧어서 발생하거나 어렸을 때 다쳐서 통증이 온다고 생각하는 경우가 많지만, 의외로 골반이 뒤쪽으로 넘어가

면서 오는 통증의 시작점이기도 하다.

소파로 인한 구부정한 자세의 생활과 직장인들과 학생들의 장시간 의자에 앉아야 하는 흐트러진 자세로 인해 몸이 틀어짐으로 인해 통증을 유발한다.

소파에 앉는 자세와 반대로 몸을 만들어야 골반이 편해지고 골반의 근육들이 유연함에 따라 통증이 완화되고 몸이 좋아짐을 알 수 있다.

즉, 근육들이 살아나서 골반을 움직이고 그로 인해 주위의 근육이 뼈를 다시 움직이게 함으로써 꼬리뼈 쪽에 닿는 힘을 분산시키고 꼬리뼈가 근육 속에 묻히게 함으로써 통증은 사라지게 된다.

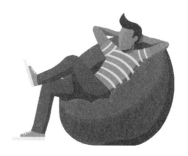

집에서 소파를 버리는 것만으로도 아이들과 가족들 허리, 목 건강에 도움이 된다는 것을 알아야 한다. 버리지 못하면 결국 성인이 되어서 허리 아프고, 목과 어깨가 아픈 것에 대한 책임은 부모가 져야 한다.

제 2 부

•

굽은 새우등

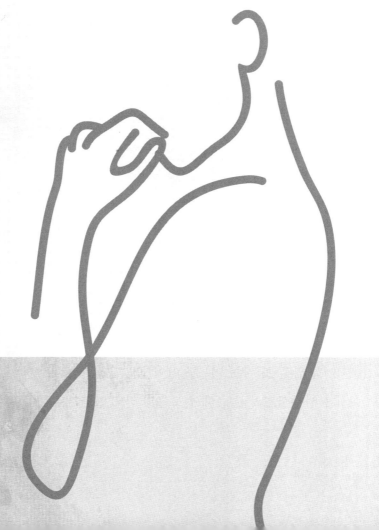

2. 굽은 새우등

등이 새우처럼 굽었다는 것은 몸이 골반부터 허리뼈, 목뼈까지 틀어져 등이 새우처럼 보이는 것을 의미한다.

또 등이 펴진다는 것은 굽었던 새우등에서 탈출했다는 것으로, 원인모를 통증에서 벗어나고 여타 몸을 괴롭게 하는 증상들이 사라지는 것이다.

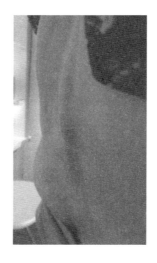

10일 이상 잠을 못 자는 이유로 아이들과 떨어져 친정집에서 머물던 오 여사가 사무실을 방문할 때의 모습은 잠도 잠이지만 이미 몸이 틀

어진 것이 눈에 보일 정도로 약해 보였다. 물론 몸이 굽었다는 것을 본인도 알았기에 운동도 하고, 등을 펴기 위해 운동센터에 등록도 하고 나름대로 열심히 노력했었다고 했다.

심지어 등 펴는 기구까지 인터넷으로 주문하고 남편에게까지 부탁해서 등을 펴달라고 할 정도로 노력파였지만, 40대임에도 굽어 보이는 몸은 어쩔 수 없이 필자의 눈에 들어왔다.

4장 「위장 장애/공황장애」 편에서 다시금 이야기하지만, 몸이 굽어져 있다는 것은 소화에도 영향을 미치고, 여타 다른 부분까지 영향을 미칠 수밖에 없는 몸의 구조다. 오 여사의 몸을 펴는 것도 병행하는 사이 굽었던 등도 펴지고, 몸도 반듯해진 모습으로 다시 친정집에 가자 엄마와 동생이 놀랐었다고 했다. 물론 본인도 예전의 굽어진 등으로 돌아가지 않는 것을 확인할 때마다 신기하고, 반듯해진 몸 때문에 더 운동하는 것이 편해졌다고 했었다.

새우등과 같이 굽은 몸은 등을 만지면 집으로 돌아가자마자 다시금 예전의 굽어진 모습으로 돌아가게 되는 것이 우리 몸이다.

2-1. 몸이 펴지니 통증이 사라졌네

몸이 펴졌다는 이야기는 아팠던 곳이 사라짐으로 인해 통증으로부터 해방된 삶을 살아간다는 것이다.

필자에게 오시는 분들이 등의 통증, 특히 목 뒤에서 등까지 내려오는 쪽의 통증을 호소하는데, 우리의 몸이 앞으로 굽어진 만큼 통증도 오는 것이다. 1장에서 언급한 모내기 예를 들었지만, 굽어졌던 허리를 반듯이 펴면 통증은 사라지게 된다.

그럼 몸을 편다는 것은 무엇을 의미할까?

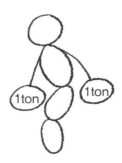

그림처럼 1t의 무게를 밑에 스프링이 잡고 있다고 할 때 중심이 잘

잡혀있을 때는 양쪽의 고무줄이 힘을 받지 않을 것이다.

몸도 중심을 잡고 있을 때는 고무줄이 근육이라고 하면 긴장감이나 큰 힘을 받지 않게 될 때는 아프지 않게 느끼게 된다.

틀어진 사람들의 모습은 밑에 그림처럼

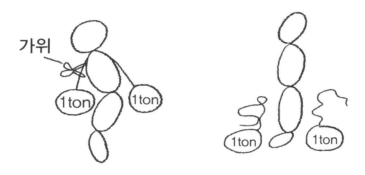

균형추가 한쪽으로 무너지면 반대쪽 고무줄이 힘을 받게 되고 그 이상 힘을 버티지 못하면 끊어지게 된다.

앞장에서 이야기한 유모차 할머니들이 앞으로 구부러지지 않게 해야 그나마 몸을 세울 수 있는 것처럼 말이다.

"몸의 근육과 신경에 문제가 있습니다!"라고 이야기를 듣지만, 구부러지고 틀어진 몸의 구조적인 부분이 해결되지 못하면 통증에서 벗어날 수 없게 된다.

그림처럼 1t의 무게는 옆으로 조금만 틀어져도 고무줄이 당겨져서 팽팽하게 긴장감이 유지된다.

우리 몸도 한쪽으로 기울게 되면 고무줄이 당겨지는 느낌으로 근육이 긴장하게 되고 몸이 앞으로 굽어있을 때는 목과 허리는 긴장되고 등 근육이 딱딱하게 굳어지게 된다.

몸이 펴지면 통증이 사라진다. 결국, 몸의 균형이 맞았을 때 우리 몸의 긴장감 없이, 어느 한쪽으로 치우침이 없이 최소한의 힘으로 몸의 균형을 잡는 것이다.

2-2. 새우등으로 돌아가고 싶어도 이젠 못 간다!

"굽은 새우등으로 다시 돌아가지 않는다!"

란 말은 굽은 등을 펴면 금방 예전의 모습으로 돌아와 굽은 등이 되지만, 몸을 근본적으로 세워놓으면 다시 돌아가지 않게 된다.

처음에 모내기 그림을 보았듯이 허리를 펴면 등쪽이 아프지 않을 것인데 허리는 굽혀있는 상태에서 등에 파스를 붙이고 마사지, 침을 놓고 진통제를 놓은들 허리가 편해질 수 없다.

한 번 펴기가 어렵지 두 번, 세 번은 더 쉽고, 굽어진 몸을 펴는 것도 몇 분이면 다 펴지게 되고 다시 돌아오지 않는다.

앞서 친정집에서 동생이 "언니처럼 나도 등이 펴질 수 있을까?"라며 이젠 동생이 언니를 부러워한다.

우리의 틀어진 몸은 통증뿐 아니라 위장 장애, 두통, 신장이나 호흡까지도 영향을 미치지만, 몸을 바로 세워주는 곳이 없다는 것이 그런 고통들 속에서 살게 한다.

2-3. 앞쪽에 폈는데 왜 뒤쪽이 편해질까?

　지금까지 통증이 해소되기 위해서 해부학적인 지식으로 몸이 좋아질 수 없다는 것은 증상을 잠깐 누르는 시술과 약에 의존하였던 부분을 잊어야 한다.

　몸이 좋아지는 근본적인 부분, 즉 몸을 세우면 새우등은 없어질 것이고, 통증들은 자연히 사라질 것이다.

－허리나 목의 통증에서 허리나 목을 만져서는 절대로 통증의 원인이 사라지지 않는다

목의 통증이 목의 문제가 아니고 다른 데 기인하는 것이다.

그렇기에 목에 손을 대지 않아야 한다.

"목이 아픈데 왜 목을 손대지 않지?"

"허리가 아프면 허리를 만져야지 왜 허리에 손을 대지 않지?"

궁금하기도 하고 또 이상하게도 들리겠지만, 지금까지 알았던 몸의 개념은 무시하고 이제 새롭게 좋아지는 방법으로 몸을 다스려야 한다.

　몇 년 전에 양양에 계셨던 여성 심마니님을 어렵게 만난 적이 있었다.

　극심한 통증으로 인해 병원 앞에서 자동차에서 내리는 데도 몇십 분을 실랑이를 하고서야 내릴 수 있었고, 속옷을 입으려고 해도 몸이 말을 듣지 않아 남편이 입혀줘야 할 정도의 극심한 통증으로 인해 침대에서 일어서는 데도 남편을 자기도 모르게 발로 차버릴 정도였다고 했었다.

그래도 수술만큼은 꼭 서울에 있는 큰 병원에서 하겠노라고 수술 날짜를 기다리며 양양의 모 병원에서 입원해있던 중 마침 그분의 언니분께서 연락이 왔었다.

"선생님이요, 동생을 위해 한 번만 강릉까지 내려와주세요."

강원도 사투리로 전화가 와서 막상 내려가서 언니분을 강릉에서 도착하자 구수한 사투리로

"선생님이요, 죄송한데 동생이 절대로 몸 만지는 사람은 만나지 않겠다고 해요! 다른 곳에서 몸을 만지다가 더 아파지게 되어서 이제는 무조건 수술만 하겠다고 해요! 선생님, 실망스럽더라도 이왕 내려왔으니까 한 번만 그냥 봐주고 가세요."

부탁을 하는 것이었다.

아픈 허리를 정형외과에서 도수 치료 중에 허리가 더 아프게 되어 이젠 사람이 만지는 것은 하지 않고 서울 병원에서 수술만 기다린다는 것이었다.

"양양까지 이미 내려왔으니 그냥 얼굴만 보겠습니다."

라며 설득해 병원 1층 카페에서 허리 통증으로 인해 병원복 밖으로 보는 복대를 차고 내려온 동생을 볼 수가 있었다.

손님들이 오가는 카페에서 몸이야 만질 수가 없으니까 잠깐 손과 발

이 어떤지만 보겠다고 하고서 살짝 만져보고서 3분여가 지난 후에

"혹 다시 한 번 걸어볼까요?"

했더니 환자복을 입었던 분이 맞나 할 정도로 커피숍 내부를 뛰듯이 다니게 된 본인 모습에 놀랐다. 다시 병실에까지 올라가 같은 병실에 있는 환자분들을 모두 데리고 내려온 후 본인의 몸에서 일어난 변화를 동료들에게도 보여달라고 했다.

−아픈 곳을 만져서는 허리가 낫지 않는다

양양에 사시는 심마니분의 예를 통해 알 수 있듯이 허리와 목에 손을 대는 것은 몸이 편해지는 것이 아닌 잠시 임시변통이 되고 때론 걷지도 못할 통증을 더욱 크게 유발시켜 문제를 크게 만들기도 한다.

2-4. 어깨에 올라탄 무거운 곰을 뿌리쳐야 승모근이 편해진다

"선생님, 제 어깨에 곰이 올라타 있는 듯 어깨가 아프고 무거운데 곰을 멀리 달아나게 해주세요. 정말 삶의 질이 떨어져서 사는 것이 아닙니다!"

굽어진 어깨에 뽕을 집어넣은 듯 어깨가 올라와 있었다. 이제는 나이와 상관없이 어린 학생들까지 불쑥 올라온 승모근과 둥근 어깨 통증으로 인해 괴로워하는 것을 볼 수 있다.

어깨 통증으로 늘 어깨에 손이 올라가고, 곰 한 마리가 올라타 있는 듯한 무거움과 압박감으로 목은 깊숙하게 어깨에 묻혀 더 짧아 보이고, 일자목과 거북목을 만들어 거울로 비치는 모습이 우스꽝스럽게 보일 정도로 외형에도 영향을 미치게 된다.

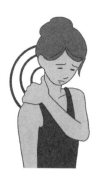

승모근의 통증을 줄이기 마사지를 하거나 침을 맞아서는 승모근의

통증을 줄일 수 없다.

승모근이 올라오는 이유도 몸이 틀어진 이유와 같이 앞으로 굽어진 몸의 반대 방향의 근육이 올라온 것으로 앞에서 말한 승모근 병뚜껑을 열지 못하면 절대로 승모근은 없어지지 않는다.

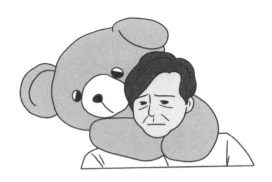

곰을 쫓아내고 곰이 어깨 위에 올라앉지 못하도록 승모근이 불쑥 올라오게 된 원인을 제거해야 한다.

전문가들의 해박한 강의와 서적들은 해부학적인 근육의 이름만 강의하고 이해시켜줄 뿐이지 현장에서 아픈 사람들에게는 전혀 도움이 되지 못함을 알게 된다.

강의하시는 분들의 몸이 이미 틀어져 있고 승모근과 함께 짧아진 목으로 생활한다는 것은, 자신의 거북목을 스스로 펴지 못했다는 것이고, 지식으로 아는 것을 정작 본인의 틀어진 몸을 고치거나 교정해서 반듯하게 만드는 기술이 없음을 증명하는 것이기도 하다.

　몸의 전문가라고 하는 분들이 "이론과 실전이 다르다."라고 하는 것은 통증을 해소하기 위한 방범과 이론의 불일치를 말함으로써 결국 해부학적인 근육의 이름과 뼈의 이름 그리고 혈자리를 외우는 지식만으로는 몸이 틀어진 사람을 바로 세우거나 거북목조차 세우지 못하는 지식에 지나지 않을 뿐이다. 통증을 해소하기 위한 방법들이 틀렸음을 몸으로 표현하는 것이고, 근육 이름만 외우는 지식만 많은 사람일 뿐 몸을 바로 세우거나 목을 바로 세우지는 못하는 지식 전문가인 것이다.

2-5. 라운드 숄더가 사라질까요?

전에는 "'라운드 숄더'라는 단어가 무슨 말이야?" 했을 정도로 그냥 넘어가는 것이었지만, 요즘에는 '라운드 숄더' 그러면 '어깨가 많이 앞으로 나온 것'이 연상도 되고, "당신의 라운드 숄더를 고치기 위해서는 …"라는 말을 자주 들어서 알게 되는 단어이다. 승모근 통증을 일으키고 또한 목의 통증과 거북목의 원인이기도 한 라운드 숄더에서 벗어나지 못하는 이유는 무엇일까?

등이 앞으로 매우 굽었다.
어깨가 내려와 보인다.
둥그런 어깨에 통증이 느껴진다.
승모근이 불쑥 올라오고
거북목 일자목의 형태이고
목과 어깨가 만나는 지점이 두툼하며 봉긋하게 솟아있다.

라운드 숄더는 몇 분 만에도 사라지는 것을 많은 사람이 어깨에 손을 얹고 괴로워하고 하는지는 결국 몸을 어디에서 먼저 풀어야 하는지 이해도에 달렸다고 할 수 있다.

굽혀진 병뚜껑도 다시금 원상태로 펴기 위해서는 누구나 양쪽을 벌리려 할 것이지만 지금의 몸을 만지는 방향, 즉 승모근을 없애기 위해 문지르거나 거북목을 편다고 목 뒤에 힘을 가하는 방법들은 마치 병 뚜껑을 뒤쪽에서 눌러서 펴는 모양새나 다를 바가 없는 방법들로 수백 번 몸을 만진들 라운드 숄더가 사라질 수 없는 것이다.

몇 해 전에 김포에 계신 아주머니께서

"20대 아들이 헬스 트레이너를 하고 있는데 뭐가 잘못되었는지 새우 잠을 자고, 근육이 그렇게 많은 데도 허리도 아프고 어깨도 아파하고 거북목입니다."

얼마 후 직접 아들의 모습은 성난 근육질의 모습을 하고 있어 운동 을 많이 했다는 것을 한눈에 알 수 있었다.

운동을 알려주는 트레이너 일을 하면서도 어깨가 아프고 어깨를 반 듯이 펴지 못할 뿐 아니라 등이 굽어져서 반듯이 누워서 편히 못 잔다 는 것은 운동으로는 너무나 긴 시간을 라운드 숄더를 고치기 위해 노 력해야 한다는 것이다.

요즘에 어깨를 펴기 위해, 허리 통증을 낮기 위해

"헬스클럽에서 어깨 펴기 운동을 몇 년씩 했는데도 잘 펴지지 않는다."

라고 한다.

그도 그럴 것이 헬스를 가르치는 분들도 마사지를 받으러 다니고 아 픈 곳들이 하나둘도 아니어서 그분들에게 물어보면 "우리는 아름다움 을 추구하는 운동이지, 통증을 다스리는 운동은 아닙니다."라고 이야기한다. 당연한 이야기다. 본인들의 근육을 키우고 아름다움을 추구하면서 전심을 다해 근육을 만들어간다. 그러나 정작 트레이너에게 운동을 배우는 회원들은 근육이 만들어지면 몸이 편해지리라는 생각을 하고 있다. 처음 운동 배우는 사람들은 할 수 있겠지만, 운동을 몇 개월이라도 해보면 결국 몸을 바르게 세우고 그다음에 운동하는 것이 효과적이라고 생각할 것이다.

"틀어진 몸으로 운동하면 운동 효과도 떨어지고 몸만 힘들어진다."

2-6. 순식간에 어깨가 넓어졌다

몸이 앞으로 굽어서 어느덧 앉아서도 손이 가슴 앞쪽으로 말리고 잠을 자면서도 두 손이 항상 배 위에 올라가 있는 것을 볼 수 있다.

걸을 때도 손의 방향이 앞쪽으로 향해지는 것도 몸이 굽은 대표적인 형태들이다.

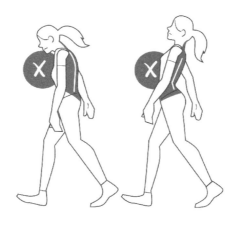

그림처럼 걷더라도 팔이 재봉선 앞쪽으로 걷게 되는 모습들은 그만큼 어깨가 앞으로 매우 굽었음을 알 수 있습니다.

밑에 그림을 보면 어깨가 둥그렇게 또한 어깨가 앞쪽을 향하고 있음을 볼 수가 있듯이 어깨가 앞쪽을 향하여 팔의 무게와 그리고 어깨부터 손가락 끝의 무게까지도 어깨와 승모근에서 팔이 떨어지지 않게 잡는 힘은 곧 어깨의 무게가 되므로 승모근과 어깨가 늘 무겁게 느껴지는 것이다.

목은 앞으로 빠져나와 거북목, 일자목을 형성하고 잠을 잘 때도 옆으로 누워서 자게 되어 베개의 높이도 당연히 높아질 수밖에 없다.

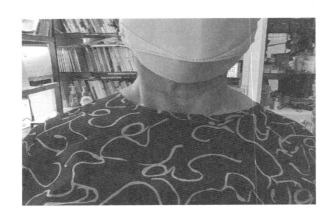

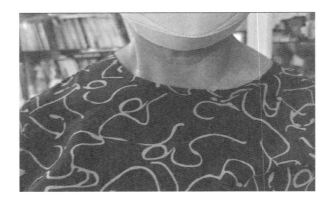

2-7. 아침마다 어깨가 아파요

30대 초반의 A 씨는 해외 유학파로, 유명대학에서 영어로 경제학을 강의하면서 장차 대학교수를 꿈꾸는 역량 있는 여성이다. 그는 거북목으로 인한 통증을 참지 못해 목 디스크 수술을 한 지 1년여가 지났는데도 여전히 목 뒷부분을 타고 내려오는 듯한 통증과 아침에 일어나면 어깨의 통증으로 인해 "지금까지 공부했던 것이 아깝기는 하지만 몸이 시원치 않으니까 내 몸을 고치면서 운동하면서 운동 트레이너의 삶이 좋지 않을까요?"라고까지 엄마와 의사인 언니에게 상의했었다고 했다.

목 부분의 통증을 참지 못해 목 디스크 수술을 1년 전에 했지만, 계속 목 뒷부분에서 타고 내려오는 통증과 어깨 통증이 가시질 않는다는 것이었다.

그러다 보니 "지금까지 공부했던 것을 두고서 몸을 고치면서 그냥 살아가는 트레이너가 나은 삶이 되지 않을까?" 심각하게 엄마와 의사인 언니에게도 진로 상담을 했었다고 했다.

달린 어깨를 떼어버리고 싶을 정도로 목 뒤쪽으로 타고 내려오는 통증은 어떻게 할 수가 없을 정도여서 예쁜 얼굴은 심하게 찡그리면서 자연히 우울감이 밀려오고, 원인을 찾다 보니 의사인 언니도 목이 굽어있고, 언니도 옆으로 새우잠을 자다 보니 가족이 모두 통증으로 시작되는 아침을 맞이해서 유전일까 하는 생각도 들었다고 했다. 집안 내력인 것처럼 의사인 언니의 목도 굽어있고, 어깨가 앞으로 굽어져 내려옴으로 인해 반듯이 잘 수 없어 옆으로 누워서 자다 보니 아픈 어깨에 뒤척이게 된다고 했다. 아픈 어깨로 인해 통증으로 시작되는 아픈 아침이었다고 말했다.

그럼 이 자매들은 왜 옆으로 자게 되었고, 왜 아침에 피곤하고, 어깨를 떼어버리고 싶을 정도로 통증을 호소했을까?

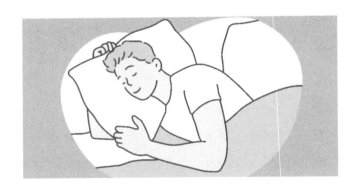

어깨통증, 허리 아픈 분들 그리고 미래에 디스크가 생길 수 있는 분들은 그림처럼 새우잠을 자게 된다. 허리 아픈 분이나 어깨 통증을 호소하는 분들이 자는 모습이다.

몸이 불편해서 반듯이 눕지 못하여 옆으로 누워서 자게 되고, 옆으로 눕다 보니 어깨 쪽 통증을 만들어낸다.

그림을 보면 오른쪽으로 누워있는 어깨에 몸무게가 실리게 된다. 자연히 오른쪽 어깨의 통증을 피하기 위해 다시 반대로 돌아누워야 하고, 다시 왼쪽 어깨에 통증이 시작되고 잠자는 시간이 8시간이라 할지라도 통증으로 인해 잠도 설치게 되다 보면 아침이 된다. 밤새 뒤척이다 단잠을 자지 못했기에 피곤함으로 하루를 시작하게 되면 당연히 하루 종일 피곤함의 연속이지만, 다시금 잠자리에 들어가면 반듯이 눕지 못하고 옆으로 눕게 된다. 반듯이 누워서 자는 몸이 아니기 때문이다.

즉 틀어진 몸은 절대로 반듯이 잘 수가 없다.

구부러진 몸을 가진 새우가 반듯하게 하늘을 보고 눕지 못하듯이 사람의 몸도 앞으로 구부러지면 새우처럼 옆으로만 누워있게 된다. 반듯하게 자는 것은 어릴 적 추억일 뿐이다.

2-8. 틀어진 몸은 잠을 설치게 한다

통증으로 인해 몇 년 동안 어깨와 목을 부여잡고 고통의 아침을 맞이했던 분들이 어느 순간

"너무 잠을 많이 자는 것이 아닌가?"

할 정도 잠에 빠져들게 되는 것은 앞장의 어깨 아픈 자매의 예를 들어 언급했지만 내 몸무게가 내 어깨를 짓누르면 통증을 만들어내고, 몸을 바로 펴서 통증의 원인과 몸이 틀어짐을 해소할 때 비로소 밤마다 맛있는 잠에 들게 되는 것이다.

통증을 없앤다는 것은 수면의 질에도 크게 영향을 미쳐 필자에게 오셨던 분들께 꼭 물어보는 말이 첫 질문이

"잠은 어떻게 주무셨나요?"

를 먼저 물어볼 정도로 통증과 수면은 깊은 연관성이 있다. 통증과 수면은 깊은 연관성이 있다.

"이제는 밤마다 고소한 잠을 자고, 아침이 오는 것이 행복하다."

라고 말하는 분들이 그동안 밤새 눌려왔던 어깨와 굽은 등으로 말미암아 틀어진 몸이 얼마나 깊은 수면과 상관관계가 있는지 알 수가 있다.

특히 수면 장애는 위장 장애와 공황장애로 고생하는 분들의 이야기를 빼놓을 수가 없는데, 그분들의 한결같은 첫 번째 소망이

"잠 좀 편하게 잤으면 좋겠다!"

라고 말을 한다.

수면의 질이 좋다는 것은 중간에 깨지 않는 것이 중요하다. 중간에 잠을 깨게 하는 요인이 굽어지고 틀어진 몸의 자세임을 봤을 때 위장 장애와 공황장애 있는 분들의 공통점이 몸이 틀어져 마치 공룡의 등뼈처럼 뾰족뾰족 척추뼈가 튀어나와 있는 것을 볼 수 있다.

깊은 잠을 위해서는 약이 필요한 것이 아니라 바른 자세가 선행되어야 한다는 것이고, 반듯이 누워 자고 있는지 늘 확인해야 한다.

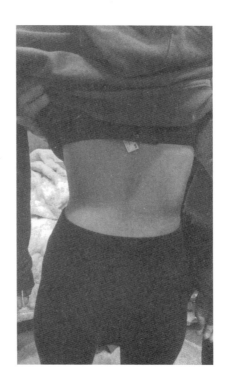

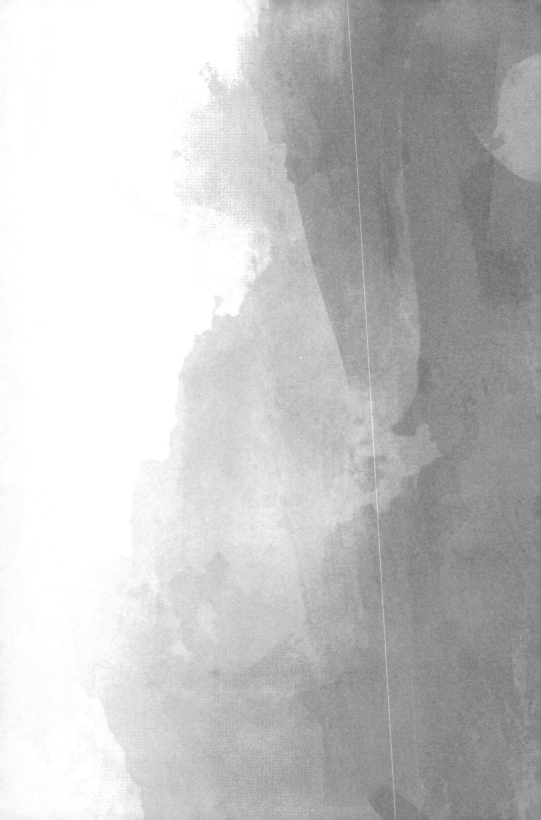

제 3 부

•

거북목

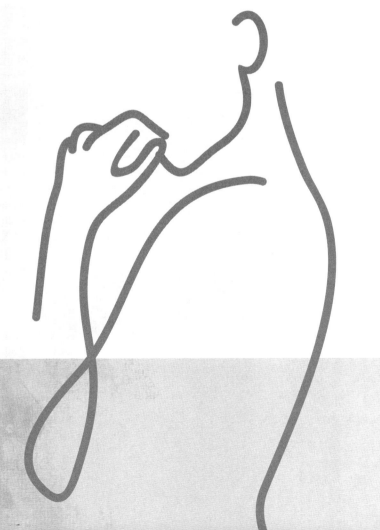

3. 거북목

스마트폰의 빠른 보급으로 인해 거북목의 세상이 도래한 것처럼 집에서도 소파의 깊숙한 자세로 티비를 보고 지하철 대부분의 사람들이 스마트폰을 보면서 머리가 앞으로 심하게 구부러진 자세로 서있거나 앉아있는 모습을 보게 된다.

직업적으로 컴퓨터를 많이 할 수밖에 없고, 그리고 종일 책상에 구부정한 자세로 공부를 하다 보면 목은 점점 앞으로 구부정한 자세를 만들 수밖에 없다.

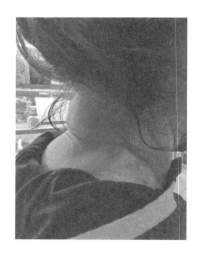

3-1. 목이 아프면 아무것도 아무것도 하지 못한다

필자가 배드민턴을 마치고 샤워를 하는 시간이면 늘 옆에서 샤워기는 그냥 틀어놓고 물을 소비하시는 분이 계신다. 어느 날은 아무 말 없이 틀어진 샤워기 물을 잠가 기억에 있었던 분이었다.

어느 날은 어깨 쪽에 부항을 떠서 자국이 선명하더니 또 다음 날은 허리를 세로 라인에 부항 자국이 보여서 부항으로는 절대로 허리나 등판을 펴지 못한다고 지나가듯이 말씀드렸다.

"나보다도 우선해서 집사람이 너무 아파서 부항을 같이 뜨게 되었는데, 그럼 어떻게 해야 하나요?"

질문에 대뜸

"언제든 한 번만 그냥 다녀가시고, 몸이 왜 아픈지 아시고만 가시라."

말씀드렸더니 다음 날 부부가 사무실에 오셨었다.

틀어진 몸 때문에 걸음걸이도 비틀거리고 목의 통증 때문에 30년 이상 고생을 해서 교수 정년퇴임까지 수업을 진행하지 못할 지경이어서

"지도교수도 내려놓고 몸만 어떻게 좋아졌으면 하는 마음도 마음이지만, 아내가 누웠다가 일어나는 것조차 힘들어해요. 남편인 제가 손이라도 잡아주면 그것밖에 못 잡아주냐고 밀쳐내고…. 미치고 환장할 지경이라면서 한시라도 빨리 데리고 오게 되었습니다."라고. 말끝을

흐렸었다.

30년 아픔으로 인해 이미 다 해봤지만 효과를 못 보았으나 필자를 만나 몇 분 만에 허리가 편안해지고 며칠이 지나 회갑 때 동료 교수들과 맛있는 식사도 하시고 밝은 모습으로 새 학기기를 맞이하시는 것을 보았다.

그동안 이곳저곳 다니면서도 목의 통증에서 여전히 벗어나지 못하다 보니 이제는 의학은 믿지 않을 정도가 되고, 그리고 그 통증의 원인이 되는 거북목은 해부학적인 지식만 늘어가고 정작 통증에 대한 의문은 풀리지 않는다.

거북목은 일자목의 특징인 목이 앞으로 심하게 기울어져서 머리의 무게감을 뒷목에서 먼저 느끼면서 목이 딱딱해지고 경직된다.

뒷목의 무게감이란 것은 머리가 얼마만큼 오랫동안 앞으로 숙여있는 시간과 관계가 깊어서 마치 보이지 않는 논에서 모내기하는 것과 같은 고통에서 헤어나오지 못하는 결과를 초래하게 된다.

목의 통증으로 인해 손이 가고, 심지어는 눈알이 빠질 듯이 아프거나 심한 두통까지 수반하게 되어, 매일 마사지하고 침을 맞고, 결국에는 수술을 하지만 근본적인 굽어진 것이 펴지지 않으면 지속적인 통증은 사라지지 않는 경우가 많다.

3-2. 해부학적으로 지식으로는 절대로 거북목을 펼 수 없다

왜 다른 곳에서 거북목이 펴지 못했을까?

그림처럼 목이 앞으로 굽어지며 일자목 더 심해지면 거북목이 된다.

마사지나 여러 시술을 받을 때는 편안하고 시원하다고 하지만 대부분 집에 가면 다시금 아파지기 때문에 거북목은 만져줄 때 뿐이라고 생각하고 더 이상 몸이 좋아지리라는 생각을 포기하게 된다.

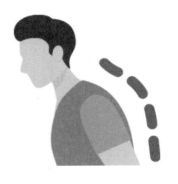

통증이 있는 곳에 용하다는 카이로프라틱을 10번, 100번 이상 시술받는데도 거북목이 좋아지지 않는다는 것은 몸 전체를 보지 않고 통증이 있는 목에만 집중하기 때문임을 그림을 보면 쉽게 이해할 수 있을 것이다.

위에서 보았던 그림과 같은 그림인데 이제는 다리까지 볼 수 있는 그림이다.

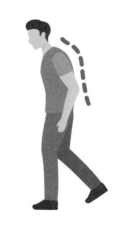

같은 그림인데 가깝게 보는 것과 멀리서 보는, 그냥 목에만 문제가 있어 보이지만 멀리서 보면 골반도, 허리도, 다리도 문제가 있는 사람의 모습이다.

몸에 통증이 있다면 통증 부분만 있는 것이 아닌 몸은 통합적으로 움직이고, 또 상쇄되는 부분을 이해해야 하는 것으로 통증을 일으키는 압통점만으로는 몸이 좋아지는 결과를 얻기가 어렵게 된다.

일반적으로 근막이나 압통점을 이해하고 잘 활용하는 시술자들이 몸에 돌을 붙이거나 쇠붙이 등을 붙여서 용하다는 소리를 듣기도 하지만, 그림을 그릴 때도 한 번 구도가 틀어지면 못난 그림이 되듯이 몸을 이해한다는 것은 큰 그림의 구도를 이해하는 것이고, 압통점이나 혈점 등을 이용하는 것은 국부적인 사항인 것이다. 인체를 이해하지 못하면 근거리에서 인체를 보는 것과 같이 문제를 해결하는 데 절대 도움이 되지 못한다.

아프다는 것은 통증을 이야기하기도 하지만 뒤에 「호흡」 편, 「위장장애」 편에서 다시금 이야기를 하겠지만, 우리 몸의 장기들과 근육들과 호르몬들과의 관계 그리고 특히 중요한 지방이 몸에 어떤 역할을 하고 있는지 크게 봐야 몸은 건강해진다고 할 수 있을 것이다. 것은 사람의 몸을 전체적으로 이해를 할 때 문제가 해결될 수 있다.

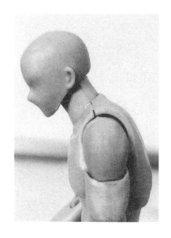 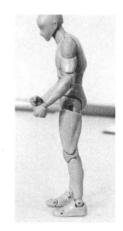

목이 아픈 분들은 직접 따라 해보셔도 되는데, 위에 그림의 상태에서 거북목을 펴기 위해 목을 뒤로 젖히거나 방향을 튼다 해도 앞으로 휘어진 목은 다시금 앞으로 떨어질 수밖에 없고, 그렇기에 집에 오면 다시금 목은 아프게 된다.

밑에 그림을 살펴보겠다.

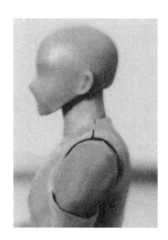 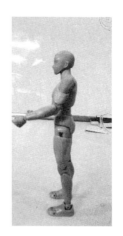

비슷한 듯 전혀 다른 그림처럼 보일 것이다.

같은 그림에서 상체는 그대로 두고서 다리 부분만 살짝 수정한 것으로 그림의 하단 부분을 수정했음이 보일 것이다.

두 그림을 비교해보시면 마치 목의 위치가 바뀌고 반듯하게 서있다는 느낌일 텐데 같은 위치에 같은 사람의 모습이지만, 다른 사람으로 보일 것이다.

인체를 바로잡는 것, 세우는 작업은 그림처럼 편안하게 보여야 한다.

멀리서 보아서 전체적인 힘의 균형을 이루게 해서 몸을 편안하게 해주는 작업이 되느냐, 안 되느냐에 따라 통증에서 벗어나고, 또 고통 속에 살 것이냐가 결정될 것이다.

거북목이 편해지려면 몸의 중심인 골반부터 잡아야 기준이 되는 중심선이 잡혀서 연결된 것들도 흐트러지지 않게 됩니다.

재활을 위해서든, 건강한 몸을 위해서든 먼저 몸의 중심 골반의 중요성을 깨닫고 몸을 크게 보는 시각이 필요하다.

3-3. 잘못된 이론으로는 거북목이 악화될 뿐이다

거북목은 통증의 기시점이나 압통점의 시작점만 이해해서는 해결되지 못하는 것은, 앞에서는 잠깐 언급했지만, 젊은 분들이 거북목이나 허리 아픈 분들의 몸이 굽어져서 마치 할머니 할아버지처럼 오다리로 팔자걸음을 걷는 것만 봐도 알 수 있다.

또 체형교정을 한다는 소위 전문가들조차도 목에 주름이 가득하고 팔자걸음을 하고 있는 것을 보면 본인들조차 자신의 몸을 교정하지 못하는 이론을 가지고 있다고 봐도 무방할 것이기에 결국 몸을 만드는 이론이 잘 못 되었던지 잘 못 받아들여졌을 것이기에 전문가들 몸이 이미 틀어졌다면 절대로 몸을 맡기는 우는 범하지 말아야 한다.

"당신들 몸부터 고친 다음에 다른 사람들의 몸을 펴주겠다고 하시오!"

본인들의 몸도 바르게 펴지 못하는 이론으로 타인의 굽어진 몸을 펴겠다는 말을 믿지 말아야 한다.

대학에서 몸을 세워주는 바른 자세를 강의하는 교수님의 강의 중에 중간중간 걸어 다니면서 학생들 머리를 잡고서는 순간 휙 뚜두둑 카이로프랙틱의 목을 비틀어주는 것은 자기의 기술과 이론을 자랑삼아 보여주는 것으로, 대단하게 보일 수 있다.

'이야! 엄청난 기술을 보유하고 계신 대단하신 교수님이다!'라고 생각하며 학생들이 더 집중해서 강의를 들을 수는 있겠지만, 뼈를 만져서 몸을 바로 세운다는 생각은 이미 앞에서도 언급했듯이 목만 잡아서 튼다 해서 우리의 몸이 전체적으로 반듯해지거나 잡아 튼 목조차도 다시금 돌아올 것이기에 운동하라는 말 한마디가 오히려 도움이 될 것이다. 그 같은 방법이면 주위의 교수님들 목이 다 예쁘게 되어있어야 하는데 그렇지 못하다는 것은 학생들 앞에서처럼 그렇게 용하지 못하기 때문일 것이고, 덧셈 뺄셈으로 수능을 보겠다는 말과 같이 보여 안쓰럽기까지 했다.

3-4. 거북목의 원인은 목이 아니다

왼쪽 사진의 분은 목
의 통증으로 인해 이것
저것 해보다가 마지막으
로 수술을 해야 한다는
결론에 도달해서 그래도
방법을 찾고자 인터넷에
서 필자를 찾아 전화하

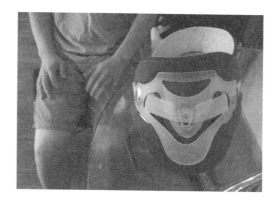

셨다. 테이블 위에 얹어진 보호대를 목에 차고 사무실에 들어올 때, 굽
어진 어깨와 오다리로 인해 목의 통증을 한눈에 가늠할 수 있었고, 진
해에서 새벽밥을 먹고 흔들거리는 목을 간신히 가누면서 온 터라 힘없
는 목소리로

"다른 곳들은 수술밖에 답이 없다는데 좋아질 수 있을까요?"
라는 질문이 첫 마디였다.
"좋아질 수 있습니다."

멀리서 찾아오신 분께 단지 희망을 주기 위한 밑밥이 아닌 실제로
목이 편해져야 진해까지 내려가면서 목이 견딜 수 있을 것이고, 또한

편하게 하지 못하면 더 이상 희망이 없다는 것에 좌절시키지 않기 위해 목이 좋아짐을 증명해야 했다.

거북목의 원인은 목이 아니다. 다리에서 골반에서 그리고 허리에서 등에서 조금씩 틀어진 결과물이 목에서 나타나는 것이다.

3-5. 목의 통증을 위해 목을 만지면 안 된다

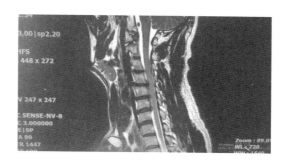

　목의 흔들림을 잡기 위해 보호대를 하고서 필자에게 오기까지의 이 야기는 다른 분들의 경우와 마찬가지로 침도 맞아보고, 카이로프랙틱, 마사지, 용하다는 곳들은 거쳐 다녀왔을 것이 분명한데도 어떻게 여기 까지 오게 되었냐고 물었다.

　"인터넷으로 어떻게 찾다 보니 찾아지더라. 그래서 찾아온 것이다."

　란 말은 필자에게 오기 전에도 수없이 많은 곳을 검색해서 찾아보고 목의 통증에 대해 도사들이라고 하는 분들을 몇 번 거치다 보면 당연 히 실력이 있고 없고는 단 몇 분 만에 판단이 서는 것으로 뻔히 다른 곳에서 수없이 목의 근육들을 만지고 뼈를 만지는 똑같은 방법으로는 기존의 방법론에서 벗어나지 못할 것이기에 목의 통증은 사라지지 않 을 것이란 판단이 들게 된다.

　아프면 도사가 되듯 필자에게 오시는 분들도 마찬가지로 이미 도사 이상의 전문적인 지식과 몇 번의 치료과정을 통해 이미 될 것인지 아닐 것인지 문에 들어서는 순간 예상이 된다는 분들도 계시고, 그분들이 찾아다니는 곳들은 누구는 책을 보고 찾아가서 치료받고, 어떤 이는 TV를 보고 찾아가서, 누구는 6개월 이상 예약을 하고 갔었는데 몇 분 만에 상담만으로 다시금 돌아올 수밖에 없었다고 할 정도로 그분들이 이미 필자에게 어떤 것을 원하는지는 결국 다른 방법이 있는지 찾아보는 것이고, 다른 방법을 강구해서 내 목을 편하게 해주라고 무언의 부탁을 하는 것이다.

이미 다른 곳에서 통증의 원인이라고 하는 목은 건드리지 않고서 다른 원인이 되는 부분에 대한 운동을 알려주었는데, 다시 집으로 돌아갈 때 목 보호대를 가방에 넣어 가면서 그분은 과연 어떤 생각을 했을까? 편해진 목을 느끼면서 과연 그분은 무엇을 생각했을까?

MRI 사진상 튀어나온 디스크 때문에 통증이 온다고 했는데 부드러워진 목을 느끼면서 그사이 디스크가 정상 위치로 되었다고 생각했을까?

아니면 "염증이다!"라고 그렇게 외치던 목소리가 생각났을까? 염증이 몇 분 만에 사라질 수 있는 일인가?

동작을 이렇게 하면 아프고, 저렇게 하면 통증이 사라지는 것은 염증이 순간 사라졌다가 다시금 통증이 생기고 하는 것일까?

염증과는 전혀 상관없는데 "염증 때문입니다! 디스크가 닿아서 그렇습니다!"란 이야기하는 분들, 디스크가 터져서 저리고 아프다고 했던 분들은 불과 몇 분 만에 증상이 생겼다가 사라지는 것을 어떻게 해석해야 할지 고민해봐야 한다.

진해에서 오셨던 분은 지금은 달리기도 할 정도로 목의 상태가 좋아져서 회사도 열심히 다니고 있다.

처음에 진해에서 올라와서
"제 MRI 사진을 보여줄까요?"
라며 먼저 사진을 내밀려고 했지만, 필자는 보지 않았다.

MRI 영상 사진을 볼 필요도 없었고, 좋아진 다음에도 굳이 영상 사진을 볼 필요도 없었다.

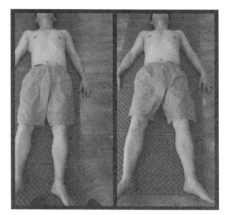

목의 움직임이 좋아지고 달리기를 할 정도의 건강이 중요한 것이지, 사진의 결과물들이 중요한 것이 아니기 때문이다.

목 디스크의 증상으로 우리가 쉽게 생각할 수 있는 정도의 아픔은 눈알만 돌려도 통증이 오고 자리에서 일어서지 못해 가족에게 일으켜달라고 손을 내밀었다가 손이 닿기도 전에 심한 고통을 호소하기도 한다.

"목만 돌려도 아프고, 눈알만 돌려도 통증이 심한 것이 허리 디스크의 천 배 되는 통증이 오는 것 같고, 목을 가눌 수 없으니 잠을 자는 것도 고통이다. 디스크의 고통은 우울증의 시작이다."

3-6. 아 거북목의 통증 원인이 목이 아니었구나!

진해에 오셨던 분의 경우 목 디스크인데 통증이 있는 목을 마사지하거나 교정하려 하지 않았었다. 집에 가서 마사지를 하든, 운동을 하든 목에 치중하지 말라고 했었다.

지금도 그분께서 운동하고 목에 신경 쓰지 않고 마사지나 손으로 만지지 않는다고 할 정도면 목의 근육과 거북목과 디스크는 크게 상관이 없다는 방증이고, 모든 몸의 통증은 혼자서도 해결할 능력을 키우는 것이 중요하다.

TV 속 연예인들의 앞모습은 어떤가요?

목은 보이지 않고 턱에 넥타이가 걸려있는 경우가 많다. 그럼 그분들의 목은 어디로 사라졌을까? 여러분들의 목은 또 어떤지 살펴봐야 한다.

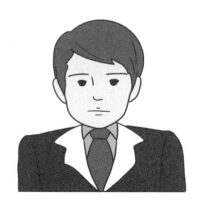

TV 속 연예인의 모습은 그림처럼 턱밑에 넥타이가 걸려있고, 목은 보이지 않는 것을 보게 된다.

원래 목은 보이지 않고 살았을까?

밑에 그림은 위에서 보는 그림의 옆모습을 그린 그림입니다.

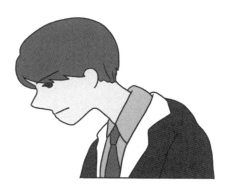

목이 사라진 것이 아니라 목이 앞으로 굽어져서 정면에서 볼 때 목이 보이지 않게 되어 위 그림과 같이 목이 사라져 보이는 것이다.

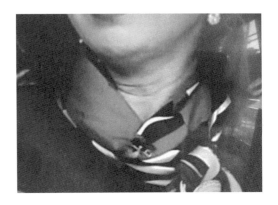

TV 속 연예인들이 목에 스카프를 두르고 나오는 것도 얼굴의 주름은 보톡스나 여러 시술로 주름을 가릴 수는 있지만, 목주름만큼은 가릴 수가 없어서 더운 스튜디오 안에서도 스카프로 목의 주름을 가려서 나이 먹었음을 감추려 하는 것이다.

여러분의 목의 목주름은 어떠한가? 어떤 분은 주름 하나 주름 둘, 어린 자녀분들 목에도 주름이 깊게 패여있는 것은 위의 그림처럼 목을 앞으로 숙여 스마트폰을 보면서 이미 일자목, 거북목으로 진행되고 있기 때문이다.

일자목, 거북목의 특징은 뒷목이 늘 무겁고, 어깨에 곰 두 마리가 앉아있는 듯 승모근이 아프다. 이들은 목 디스크, 허리 디스크를 판정받았거나 늘 아픈 허리로 인해 고생하면서 살아갈 것이다.

거북목이 사라질 정도로 몸이 좋아지면 자연히 키가 커진다는 것은 사진처럼 귀와 어깨와의 좁았던 간격이 단 몇 분 만에 간격이 보일 만큼 몸의 변화를 보임으로 인해 키가 커 보이고, 목도 길어 보이는 것으로 땅에 동전만 찾을 듯이 숙였던 머리가 들림으로 인해 오랫동안 시달렸던 두통과 승모근의 통증들로부터 벗어날 수 있는 것이다.

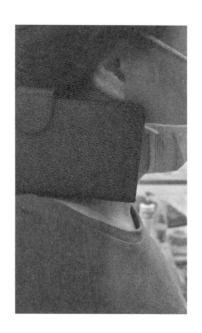

3-7. 높았던 베개가 낮아졌어요

목이 굽은 분들의 특징은 낮은 베개, 높은 베개, 폭신한 베개 등등 목의 통증만큼이나 베개의 가짓수도 많고 여러 종류의 베개를 가지고 있을뿐더러 또한 베개의 높이가 하늘 높이 높다는 것이다. 베개의 가짓수가 많고 또한 높다는 것은 통증으로 시달린 시간이 길었다고 말할 수 있다.

사람의 특징이 영·유아 때는 만세를 부르듯이 그리고 나이 들어서 높은 베개를 베거나 옆으로 누워서 자는 것이 일반화였지만, 요즘에는 나이 어린 학생 때부터 이미 높은 베개를 찾고 새우잠을 잘 수밖에 없는 몸이 된 것은 각 가정의 소파 생활과 더불어 스마트폰의 생활화로 인해, 직장인들의 경우 컴퓨터 업무가 많아지면서 무조건 높은 베개를 의지하고 자거나 옆으로 누워서 잘 수밖에 없는 굽은 몸이 되었다고 말할 수 있다.

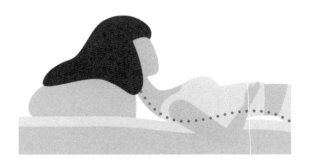

필자가 뵌 분 중에 어느 분은 베개를 머리에서 빼더라도 뒷머리가 공중에 떠있어 손이 뒷머리 밑으로 들락날락 거릴 정도로 높은 베개를 베는 분이 있었다. 머리가 바닥에 닿지 않을 정도로 목이 앞으로 딱딱하게 굳어서 베개만 높아지는 것이다.

높은 베개로 잔다는 것은 잠자리부터 고통이 시작되고, 편히 잠을 잘 수가 없다. 수면에도 영향을 미치게 되어 다음 날의 컨디션 저하를 토로하고, 늘 피곤함에 찌든 삶을 살게 된다.

어린 학생들도 이미 옆으로 누워서 잔다. 남편, 아내가 옆으로 누워서 잔다면 나를 사랑해서가 아니라 그만큼 몸이 굽어서 옆으로 잘 수밖에 없고, 높은 베개를 사용해야 하는 나이 먹은 분들의 몸이 되었다는 증거이기도 하다.

베개가 높아진다는 것도 다른 증상들과 같이 불면증으로 피곤하여 다음 날 학습에, 회사 생활에 지장을 받게 된다. 어깨 통증, 목 통증, 위장 장애, 소화 장애를 갖게 되고, 오다리로 팔자걸음을 걷고, 허리 디스크, 목 디스크로 고민을 할 것이다.

베개가 높다는 것만으로도 몸이 아플 것이라는 전조 현상이라고 볼 수 있고, 앞으로 몸에서 어떤 통증과 몸의 증상들이 몸을 괴롭게 할지를 짐작하거나 예측이 가능할 정도로 베개의 높이는 중요하다.

또 요즘에 수면 베개 시장이 급속히 늘어나고, 목을 펴주기 위한 마사지 기기 등이 광고에 등장하는 요인이 되기도 한다.

목이 불편하다 보니 이 베개를 사고 또 다른 베개를 사다 보니, 집에 베개가 몇 개냐고 물으면 이것저것 목에 맞은 베개를 살 수밖에 없었다고 대답을 한다.

이미 목 디스크로 고생하거나, 옆으로 누워서 잠을 자는 사람에게 1,000개의 베개를 가져다준들 몸에 맞는 베개는 이 세상이 존재하지 않는다는 사실이다.

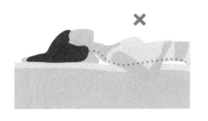 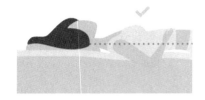

높은 베개를 낮게 해라.

무조건 낮은 베개를 찾는다는 것이 아닌 몸이 낮은 베개를 찾을 수 있는 편안한 목의 위치를 찾아주는 일이 선행되어야 한다.

목을 편하게 하는 것은 단 몇 분의 시간이면 가능한 것인데, 베개를 사고, 목에 마사지를 하고 여러 기기를 가지고 목을 편안하게 하려고 여타 기기를 구매하다 보면 결국 방을 가득 채우고도 목은 편하게 될 일이 없을 것이다.

몸에 대해 알면 몇 분의 시간만으로도 그렇게 귀하게 여기던 베개들을 버릴 수가 있는 몸이 되는데도 불구하고 몸에 대해 잘 아는, 해부학을 가르치시는 분이 거북목과 휘어진 허리를 가진 것을 보면 탄식부터 나온다.

"아! 몸에 대해 알지 못하고 단지 해부학적인 지식으로만 외워서 알고, 몸의 메커니즘에 대한 것은 모르다 보니 자신의 몸도 반듯이 펼 줄 모르고서 알맹이 없는 지식만 가르치는구나!"

그러니 배우는 제자들이나 옆의 교수들과 마사지를 해주는 원장들마저 거북목과 뚱뚱한 몸을 가지고 불편한 사람들을 편안하게 해주겠노라는 말은 결국 고객의 목은 편해질 날 없이 높은 베개에 머리를 대고 잘 수밖에 없다.

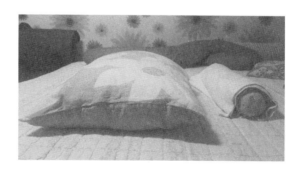

베개가 낮아진다는 것은 몸이 이미 편해졌다는 것이다.

3-8. 목의 무게를 수식으로 만들어내다

밑의 그래프와 수식들은 머리의 각도가 틀어진 만큼의 무게감을 나타낸 것이다.

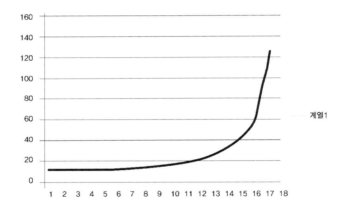

	무게							
	5	6	7	8	9	10	11	12
0	5	6	7	8	9	10	11	12
1	5.000762	6.000914	7.001066	8.001219	9.001371	10.00152	11.00168	12.00183
5	5.019099	6.022919	7.026739	8.030559	9.034379	10.0382	11.04202	12.04584
10	5.077133	6.09256	7.107986	8.123413	9.13884	10.15427	11.16969	12.18512
15	5.176381	6.211657	7.246933	8.282209	9.317486	10.35276	11.38804	12.42331
20	5.320889	6.385067	7.449244	8.513422	9.5776	10.64178	11.70596	12.77013
25	5.51689	6.620268	7.723645	8.827023	9.930401	11.03378	12.13716	13.24054
30	5.773503	6.928203	8.082904	9.237604	10.3923	11.54701	12.70171	13.85641
35	6.103873	7.324648	8.545422	9.766197	10.98697	12.20775	13.42852	14.6493
40	6.527036	7.832444	9.137851	10.44326	11.74867	13.05407	14.35948	15.66489
45	7.071068	8.485281	9.899495	11.31371	12.72792	14.14214	15.55635	16.97056
50	7.778619	9.334343	10.89007	12.44579	14.00151	15.55724	17.11296	18.66869
55	8.717234	10.46068	12.20413	13.94757	15.69102	17.43447	19.17791	20.92136
60	10	12	14	16	18	20	22	24
65	11.83101	14.19721	16.56341	18.92961	21.29581	23.66202	26.02822	28.39442
70	14.61902	17.54283	20.46663	23.39044	26.31424	29.23804	32.16185	35.08565
75	19.31852	23.18222	27.04592	30.90963	34.77333	38.63703	42.50074	46.36444
80	28.79385	34.55262	40.31139	46.07016	51.82893	57.5877	63.34648	69.10525
85	57.36857	68.84228	80.31599	91.78971	103.2634	114.7371	126.2108	137.6846
90	#DIV/0!	#DIV/0!	#DIV/0!	#DIV/0!	#DIV/0!	#DIV/0!	#DIV/0!	#DIV/0!

같은 머리의 무게라면 각도에 따라 머리의 무게감은 더 무겁게 느껴지게 되는데, 특히 목의 각도가 앞으로 기울어짐에 따라 머리의 무게감은 시간이 지남에 따라 견딜 수 없는 무게로 커지게 되고, 머리를 지탱하는 어깨에서 목이 시작되는 부분과 연결된 근육들은 쉽게 경직되고 통증으로 연결될 수밖에 없다.

그래서 위의 표와 같이 5킬로의 목의 무게라도 거북목처럼 머리가 앞쪽으로 그리고 목의 각도가 커질수록 통증으로 연결되고 그래프에서 보면 85도의 목의 각도가 유지되면 상대적으로 5Kg이었던 머리의 무게를 57Kg의 머리를 목이 가누고 있어야 하는 부담감이 가중되어 그만큼의 통증을 지속적으로 느낄 수밖에 없는 것으로 목의 뻣뻣함과 통증을 이 찾아온다면 목의 각도를 생각하고 목의 각도를 되새겨야 할 것이다.

제 4 부

•

위장장애/ 공황장애

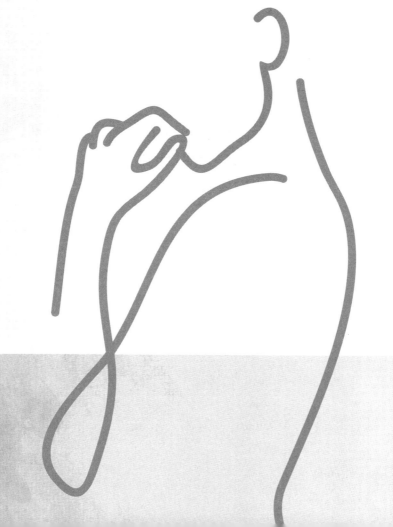

4. 위장 장애/ 공황장애

위장 장애와 공황장애는 전혀 질병이라 생각하지만, 몸에서 시작되는 증상이나 반응들은 너무나 비슷해서 심지어 위장 장애가 해결되면 공황장애가 해결되고 또한 위장 장애를 방치하면 공황장애의 증상이 나타날 수 있기에 공황장애에서 벗어나기 위해 위장 장애를 외면해서도 안 되고, 위장 장애를 방치해서는 안 된다.

공황장애와 위장 장애 증상들의 공통점들은 소화불량, 명치 아픔, 잘 체함, 두통, 손발 떨림, 이명, 심지어 잘 다니던 회사도 그만둘 정도로 비슷하다. 또 불안 장애라고 하는 불안함이 공황장애에서 조금 더 심하게 나타나는데 위장 장애에서도 나타나는 것으로 결국 비슷하다 할 수 있고, 위장 장애, 공황장애도 이제는 몸의 구조학적인 면에서 접근해야 하는 것을 이해해야 한다.

4-1. 먹으면 체기가 올라온다

잘 먹었던 밥이 안 넘어가고 소화가 안 되어 맛있는 음식이 눈에 들어오지 않는다.

위장 장애로 고생하시는 분들이 대부분 몇 년째, 심지어 20년 이상 소화제를 달고 다닐 정도로 소화하는데 고통을 호소하고, 음식을 먹기 전에 소화를 걱정하고 살기 위해서 억지로 먹는 것이 고역이라고 하신다.

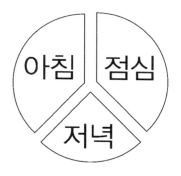

아이들은 냉장고까지 씹어 먹을 정도로 소화력이 왕성하지만, 밥 한 공기 가지고 한 끼에 못 먹고 세 번에 나눠서 먹을 정도인데 먹기만 하면 체한 듯 명치가 아프다.

급하게 먹으면 체할까 봐 병아리 모이 먹듯이 조심해서 최대한 천천히 먹지만 여지없이 체한 듯이 명치끝이 당기고 심지어 등뼈의 통증까지 전달되어 늘상이 된 바늘로 손끝을 따고, 핫팩을 배에 대고 진정시키는 일이 위장 장애를 가지신 분들의 공통된 특징이다. 결국, 즐거워야 할 식사가 이제는 두려워지고 불안함의 시작이기도 하다.

소화가 안 되기 때문에 억지로라도 그 정도 먹고 사는 것이고, 그 정도밖에 못 먹기 때문에 기운도 떨어진다.

필자에게 2년 전에 아산에서 전화하셨던 김 여사님은 오랫동안 위가 좋지 못해서 힘없이 단지 몇 초 만의 질문과 답변을 듣고 꺼억꺼억 연신 빈 트림을 하던 10년 이상 공황장애로 고생하셨던 분이다.

"정말 밥 먹을 수 있게 할 수 있어요?"

라고 물을 정도로 먹는 것을 힘들어하고, 소화가 너무 안 되어 며칠 동안 밥 한술 먹지 못해 병원에 입원하고 퇴원했는데도 힘들어하셨던 분이다.

공황장애를 몇 년씩 그리고 위장 장애를 그토록 오랫동안 고생했는데도 왜 먹지 못하고 힘겨워했는지 차츰 서술해 나가겠지만, 먹는 것이 아무것도 아닌 것처럼 우리는 쉽게 생각하지만 결국 사람은 먹지 못하면 몸은 흐트러지고 아플 수밖에 없는 몸이 되는 것이다.

자동차에 기름이 없으면 시동이 꺼져버리듯이 우리 몸에 음식이 들어가지 않는다는 것은 곧 죽음을 의미하기도 할 만큼 밥 한술 먹는 것이 중요하다.

4-2. 검사를 받아도 위장은 너무나 깨끗하다

소화가 안 되는 분들은 위내시경을 몇 번을 받았는지 생각이 나지 않을 정도로 많이 받는다고 한다.

그래도 위는 깨끗하고 아무런 소견이 없는데 소화는 안 되고 먹을 수 없다. "위장에 대해 걱정을 하지 않아도 된다."라는 결론이 나왔는데도 또다시 위에 대해 걱정하고 약을 타서 먹고 소화를 위해 노력할 수밖에 없는 현실이 아이러니하다.

그럼 검사했을 때 병원에서는 위는 아무런 이상이 없었다고 했는데 위는 왜 소화를 시키지 못할까? 한 번쯤 생각해봐야 한다.

물론 소화기관을 이야기하다 보면 간부터 호르몬에 영향까지 수없이 방대한 이야기들을 해야 하지만 단지 먹으면 위가 움직이는 것 체하는 것 명치가 아픈 것을 이해하면 소화에 대한, 소위 위가 움직임이 없다는 것에 대한 해답은 쉽게 얻을 수 있다.

"소화를 못 시키는 것이 아니라, 소화 시킬 만큼의 위가 움직일 공간 확보가 안 되었다!"

즉 음식을 먹는다는 것은 위가 커짐을 이야기하고, 소화를 한다는 것은 위의 움직임이 시작되고 지속된다는 것을 의미한다. 즉 음식이 빈 공간 속에 들어가야 편하고 밥을 한 공기 먹고서 배가 부른 상태에

서 밥을 한 공기 먹으라고 하면 거부하듯이 시간이 되면 위가 공간확
보가 되어있어야 하는데 마치 아침에 먹은 음식이 저녁까지 그대로 남
아있는 듯 위에 음식 들어갈 공간이 없는 것이 문제가 된다.

공간이 부족한 위라는 것은 위가 몸의 장기에 쌓여서 오므라든 상
태를 의미하고, 오므라든 위에 음식물이 들어가면 위가 움직일 때마다
겉의 내벽에 부딪게 되므로 인해 명치에 부딪히면 명치가 아프고 심
장 쪽에 압박이 오고, 등 쪽 브래지어 라인 쪽이 아프게 된다.

음식을 먹는다는 것은 위벽이 최대한 늘어난 상태, 즉 위장에 혈액
이 몰리는 시각이기도 하다.

봄에 춘곤증이라고 하는 부분들도 추운 겨울 움츠렸던 근육들이 펴
지면서 활동이 높아진 상태에서 점심, 즉 식사가 위에 들어가면 혈액
이 위에 급격하게 몰려서 생기는 것이다.

몸속의 일정한 혈액을 뇌에서도 소화를 위해 쓰는 구조인데, 머리
쪽 혈액이 부족함을 느끼는 현상이 춘곤증이다. 선생님이 앞에 서 계
시는데도 올릴 수가 없을 정도로 눈꺼풀이 무겁다면 머릿속에 혈액이
부족해졌다고 볼 수 있을 정도로 위장의 움직임 그리고 위장을 움직이
지 못하게 하는 장벽들과 같은 내부 구조 그리고 혈액에 대한 부분들
이지 결코 검사했을 때 이상이 없는 위의 문제는 아니다.

4-3. 체질과 스트레스 때문에 체하는 것이 아니다

잘 체하는 사람은 특징이 있다. 한의학에서 말하는 체질도 아니고, 그렇게 태어난 것도 아니다.

몸에 대해 모르다 보니 잘 체하는 것이다. 체질이라는, 아무것도 아닌 허상의 말을 믿고 따르다 보면 먹고 싶은 것을 먹지 못하고 굶다시피 하면서 골골골 살아가게 된다.

일산에 사는 김 모 씨는 아이들이 있는데도 먹지 못해서 병원에 입원해 있었다.

그녀 역시 친척 중에 체질에 대해 박사가 계실 정도로 체질을 맹신하고 따라 했지만 결국은 먹지 못해 입원해 있었고, 퇴원 후에도 먹지 못해서 필자에게 온 케이스였다.

먹지 못하면 체질이라고 이야기하고, 그 체질에 따라서 음식을 구분해서 먹으라고 해서 먹으면 해결된다면 체질에 맞는 음식이 있구나 생각할 수 있지만, 그렇지 않은 경우가 대부분이다. 체질이 그렇게 중요한 부분을 차지하고 있다면 어렸을 때, 특히 갓난아이 때부터 체질을 구분해서 분유도 먹여야 하고 학교 급식도 그렇게 구분되어야 할 것이지만, 결국 골고루 먹으라고 하는 것은 체질과는 상관이 없는 부분이다.

아프기 시작하다 보니 이것저것 다니다가 결국 체질을 연구하는 곳까지 가서 물어보고 잘 먹기 위해 노력하지만, 실패하는 사람들이 더 많다는 것은 생각해봐야 한다.

필자는 체질을 따지지 않는다. 단지 열심히 잘 먹으라고 할 뿐이고, 3살 아이부터 죽기 전까지 무조건 배불리 먹으라고 한다.

물론 오랫동안 먹지 못했던 사람이라면 딱딱한 것이 들어가면 당연히 소화하는 데 문제가 있지만, 하루에 한 끼라도 먹었던 분들에게는 무조건 고기 잘 먹고, 심지어는 자다가 일어나도 먹고 또 자라고 한다.

"음식을 먹으면 잘 체해요!"

체하는 체질이 따로 있는 것이 아니라, 잘 체할 수 있는 몸의 구조를 가지고 있을 뿐이다. 체질로 인해 어떤 음식은 받고, 어떤 음식은 체하는 것이 아니다.

몸의 구조적인 부분, 즉 잘 체하든, 변비에 걸리든, 옆으로 자든 그런 부분들이 모두 음식을 잘 먹을 수 없는 몸의 구조이기 때문이다.

잘 체하는 몸을 가지고 있다는 것은 몸속의 장기들도 눌리고 구부러지고 꺾여있다는 것으로, 음식으로 인해 체하는 것이 아니라 딱딱한 음식이 위장에 들어가면 걸리는 몸의 구조학의 문제이다. 오랫동안 조금씩 몸이 틀어져서 음식을 먹는 것에도 영향이 온 것이다.

"당신 체질 때문에 돼지고기 먹으면 잘 체한다!"

소위 체질 전문가들에게 들었던 이야기들이지만, 필자에게 다녀간

이후로는 매일 돼지고기를 먹고도 체하지 않고 소화가 잘되고 심지어 자기 전에 고기를 먹고 자더라도 소화가 잘되어 아침이 되어도 속이 편하고 이제는 밥상에 고기가 올라오지 않으면 짜증이 난다고 하시는 분들이 들었던 고기 먹으면 안 되는 체질이라는 것이 며칠 만에 변해버린 것을 절대 아닐 것이다. 심지어 자기 전에 먹고 아침에도 속이 편하다고 하면 체질이란 것이 며칠 만에 그리고 하루아침에 변한 것인가?

물론 허약체질, 즉 고기를 쉽게 소화를 못 하는 현재의 몸 상태인 분들 그리고 스트레스에 노출되면 명치끝부터 아픈 분들이 계시지만 앞에서 이야기했지만, 몸의 구조적인 부분일 뿐이지 절대적 체질, 스트레스 그런 부분들에 대해 개의치 않아야 한다.

"체질 때문이다."

라고 강의하거나 말하는 사람은 몸에 대해 정말 1%도 모르는 사람이라고 생각하고 멀리하는 것이 오히려 건강하게 살아가는 지름길이고, 지혜로운 길을 택하는 일이다.

–한 줄로 요약하면 몸이 따뜻하고 펴지면 체하지 않는다

음식을 먹으면 잘 체하는 분들에게 캠핑장에 서서 먹듯이 집에서 서서 먹어보면 잘 체할까요?

"어! 정말 캠핑장에서는 잘 체하지 않고, 많이 먹어도 속이 편했어요!"

라고 하는 소리를 듣는 것은 우리 몸의 체질이 문제가 아니라 몸의 구조적인 부분에서 문제가 있던 것을 뜻한다. 같은 캠핑장에서 잘 먹었던 분들도 갑자기 비가 와서 빗속에서 밥을 먹는다면 금방 체할 수 있는데, 이는 몸의 온도와 관계가 깊은 것이다.

즉 몸이 구부러진 정도 또는 몸의 온도와 체하는 것이 상관이 있을 뿐이지 체질이나 스트레스와는 전혀 무관하다.

찬물을 먹고 더운물을 먹는 체질이 구분되는 것은 아니다.

단지 찬물을 못 먹게 된 약한 몸이 문제인 것을 체질이라고 떠벌리고, 사람들을 현혹하는 것이다.

필자를 찾아 용산에서 오신 분도 침술에 대해 많이 경험하시고, 딸이 의사라서 지식이 많은 분이었다. 필자를 마주한 첫날에 필자가

"찬물을 드셔야 합니다."

라고 말씀드렸더니

"더운물 마셔야 해. 찬물 마시면 건강을 해치게 되어있어!"

말씀하셨지만, 다음 날부터는 냉장고 찬물을 마시기 시작했다.

"아! 이제는 더운물은 못 마시겠어!"

체질이 하루 만에 바뀌지 않는다. 단지 찬물을 못 마시던 몸에서 하룻밤 만에 찬물을 벌컥벌컥 마실 수 있는 따뜻한 몸으로 만들었을 뿐이다.

찬물을 먹어야 건강할 수 있다. 찬물을 입에도 못 대었던 분들이

"더운물을 마실 때보다 컨디션이 좋아졌다."

라고 하는 이야기도 많이 듣는다.

찬물을 잘 먹는 사람과 찬물을 못 마시는 사람 중 어떤 사람이 더 건강할까?

"찬물을 마시면 배가 아프고 화장실을 가기 때문에 찬물 대신에 더운물을 마시게 된다. 찬물을 마시면 건강이 나빠진다!"

라는 이론은 의대에서 가르치거나 교과서에는 없을 것인데 어디서부터 이런 괴상한 이론이 출발했는지 모르겠다. 아이들은 찬물을 벌컥벌컥 잘 마시는데도 배탈이 나거나 몸에 오한이 나지 않지만, 나이 드신 분들은 찬물을 거들떠보지 않고서 질색팔색 하는 것을 보게 된다.

과연 더운물을 마시면 몸이 따뜻해지기는 하는 것일까?

찬물도 못 마시는 몸은 그만큼 몸이 차갑다는 것으로, 더운물만 마실 뿐 찬물 옆에는 가지도 못할 정도로 몸이 나빠져 있는 상태이다.

상식적으로 더운물에 샤워하는 사람과 찬물에 샤워하는 사람 중 어느 쪽이 건강할까? 당연히 찬물에 샤워할 수 있는 몸이 좋은 것이고, 또 찬물로 샤워할 수 있는 몸으로 만들어야 몸이 건강해졌다고 말할 수 있는 것이다.

스트레스 때문에 음식을 잘 못 먹는다는 곧 내 몸이 찬물을 먹지 못할 정도로 경직되고 차가워졌다는 것이다.

체질은 허상이고, 스트레스는 몸이 차가워졌다는 것이기에 먹는 것과는 상관이 없다.

4-4. 공황장애는 병원에서 만들어진다

공황장애, 위장 장애로 힘들어하는 분들은 그림과 같이 아파서 돌아다니고 또 같은 과정을 밟게 된다.

못 먹어서, 소화가 안 되어서 내과를 찾게 되고 심지어 입원까지 하는 경우가 많다.

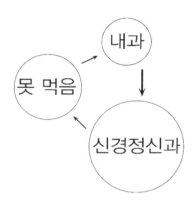

입원해서 퇴원할 때쯤 어느 정도는 잘 먹어야 하는데 증상은 여전히 못 먹고, 소화는 안 되고 여전히 고통스러워한다.

"당신은 신경이 예민해서 신경만 쓰면 위가 나빠지기에 다른 분들보다 좋아지는 것이 조금 어렵네요! 다른 과를 좀 알아봐 드릴까요?"

얼굴만 봐도 예민해 보이고, 이미 처음부터 예민해서 먹는 것이 힘들고 잠자는 것까지 힘들어져 이런 검사 저런 검사 또 시키는 데로 약도 잘 먹었는데 당연히 예민하니까 못 먹고 못 자는 것을 몰랐다는 듯이 당신의 예민함 때문이라고 하는 것은 결국 다른 과에 가서 예민함을 달래보라고 하는 것은 오랫동안 못 먹는 사람들이 듣는 흔한 "다른 과를 알아보세요."란 말이 되어버렸다. 다하고 몇 년이 지난 다음에 이제야 예민한 줄 몰랐다는 듯 말을 흐려버리게 되는 것을 보게 된다.

슬쩍 다른 과를 알아보자고 하는 곳이 신경정신과이고, 그곳의 약을 먹으면

"처음에는 약발이 잘 듣는 듯하다가 어느 순간부터 몸이 더 힘들어지고 밥 한술 먹지 못하는 상태가 되어 다시금 입원했다. 정말 먹기 위해 살기 위해 약을 먹다가 버렸다!"

라고 이야기를 하는 것은 공황장애, 소화 장애, 위장 장애를 겪는 분들이 주로 하시는 이야기다.

못 먹고 속이 불편하면 위장에 문제가 고민해서 몇 번이고 내시경 검사를 하고 또 한약도 먹어보고 좋다고 하는 약들도 먹다 또 안 되면 결국 신경정신과 약을 먹게 된다. 약을 먹는데도 다시 음식을 먹지 못하는 날들이 많아지고 위장 장애와 공황장애를 겪는 분들이 인터넷 카페에서 몸이 허약해서 엄마의 역할을 못 하는 미안함과 직장을 더 이상 포기해야 하는 사람들과 또 어린 학생들까지 모두가 한결같이 비슷한 증상으로 혼자만의 증상이 아님에 위로받고 있다는 것에 전혀 놀랍지 않고 입이라도 맞춘 듯 위장을 검사했는데

"위는 깨끗하고 이상이 없다."

라는 검사소견을 듣지만, 여전히 음식을 먹지 못하고 소화가 안 되어 일주일에 몸무게가 몇 kg 씩 빠져서 도저히 생활이 되지 못하다 보니 입원하거나 집에 누워있는 시간이 늘어나게 된다.

검사하고 이상이 없는데, 병원에서 약을 주니까 열심히 먹고, 먹다 보니 어느 사이 집밖에 한 발자국도 나갈 수 없는 몸이 되는 과정들을 보면 '이상이 없다는데 왜 약은 주었을까?' 생각도 해봐야 한다.

신경정신과 약을 먹고서도 음식을 못 먹을 바에는 차라리 못 먹는 몸에 대해 이것저것 하려는 것보다 운동하라고 하고 억지로라도 먹는 연습을 시키는 것이 좋은 선택이고 권유일 것이다.

4-5. 위장 장애와 공황장애는 99% 증상이 같고,
위장 장애가 사라지면 공황장애도 사라진다

○ 무기력

○ 소화 안 됨

○ 속이 쓰림

○ 명치 아픔

○ 잘 체함

○ 가슴 두근거림

○ 심장 쪽 아픔

○ 숨 잘 안 쉬어짐

○ 어깨 통증

○ 목 이물감

○ 역류성 식도염

○ 호흡곤란

○ 이명

○ 몸무게 빠짐 현상

○ 불면

○ 변비, 설사

○ 등뼈, 브래지어 라인 아픔

○ 등뼈들이 공룡처럼 튀어나옴

그럼 위의 증상들이 위장 장애의 증상일까?
아니면 공황장애의 증상일까?

공황장애를 겪는 분이나 위장 장애를 겪는 분들이 모두 공통된 것을 가지고 있고, 공황장애를 겪는 분들의 증상을 위장 장애 증상과 구분하고 나누어야 한다.

나열된 여러 가지 증상들이 공황이 아닌 위장 장애의 증상이라면 위장 장애와 공황을 따로 분리해보면 99% 위장 장애 증상이다. 1% 정도 남는 것, 특히 불안에 대한 부분인 불안, 초조, 좌불안석, 우울감, 몇 가지만 남게 된다. 이것도 위장 장애가 해소되면 자연히 사라지게 되므로 공황장애라고 해서 약을 먹었던 분들이 약을 끊고서 위장 장애를 좋아지게 하면 10년 이상 힘들었던 분들도 며칠 만에도 좋아지는 것을 알 수 있다.

4-6. 위장 장애로 인해 공황장애 약을 먹기 시작한다

　공황장애 환자분들을 만나면 힘이 없고 무기력함을 많이 호소하고, 불안함이 얼굴에 비친 것으로 상담이 진행된다.

　밥하기 위해 쌀을 씻을 힘도 없어 도중에 누워버리고, 문밖에 나갈 기운이 없어서 다시금 방으로 돌아가고, 결국에는 불안까지 겹치는 것도 위장 장애에서 시작이 된다.

　먹지 못하는 고통은 잠을 이루지 못하는 불면증에 이르고, 10일을 꼬박 눈을 뜨고 살아서 미쳐버릴 것 같은 심정에 제발 잠만 잤으면 좋겠다고 찾아오시는 분들도 위장 장애를 오랫동안 가지고 있었고, 결국 공황장애는 못 먹으면 시작되는 대표적인 질병이라 할 수 있다.

　공황장애가 갑자기 어떤 스트레스로 인해서 발발했다고 한다. 그렇다면 스트레스를 처음 받은 시기가 스트레스 지수가 제일 높을 것이기에 쓰러지거나 정신을 잃었어야 하지만 공황장애 환우들이 쓰러져서 응급실에 실려 가는 시점은 처음 스트레스받은 그 시점이 아닌 경우가 더 많다.

　처음 스트레스 충격의 몇 달이 지난 어느 날

　"갑자기 맛있는 것 먹다가 호흡곤란이 와서 응급실에 갔다."

라는 이야기들은 곧 스트레스받은 날에 몸이 쓰러지지 않고 몇 달이 지나거나 한참의 시간이 경과 한 후 공황장애를 겪는 분들의 대부분 사례에서 알 수 있다.

즉 그림에서 보는 것과 같이

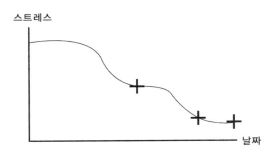

"갑자기 쓰러지거나 호흡이 곤란하고 가슴이 답답하다가 쓰러져서 눈을 떠보니 병원 응급실이었다."

공황장애는 스트레스 때문이고, 마음 때문이라고 하는데 몸에 대해 전혀 모르는 사람들이 약을 주기 위해 '단지 방법은 힘든 몸을 약으로 잠시나마 잊고 지금 몸의 힘든 상태를 벗어나는 것'이라는 대처법이 현재의 공황장애 대처법이 되었다.

스트레스 마음의 병이라면 스트레스받게 된 최초의 날은 몸이 어땠을까?

트리거 포인트가 되는 시점에 쓰러져야 하는데 몇 달이 지나서 어느 날 갑자기 쓰러지게 되는 것에 생각을 해봐야 한다.

스트레스라고 하는 큰 것을 받은 첫날에는 스트레스를 받아줄 체력이 되고 최초의 쓰러진 날이나 그 후에도 쓰러진 날을 돌이켜보면 지치고 못 먹게 되어 몸이 쇠약해져서 스트레스뿐 아니라 어떤 일도 하지 못할 만큼 체력이 바닥나 있는 상태인 것이다.

결국, 어떠한 큰 스트레스라도 '받아줄 체력이 되었느냐'는 게 중요하다.

수원의 30대 여자분의 이야기를 하면 그분은 부산에서 올라오는 기차에서 쓰러지셨고, 그로 인해 공황장애임을 알게 되었다고 했다. "그럼 그전에 무슨 일이 있었을까요?"라고 물었더니 쓰러지기 몇 달 전에 남편이 사고를 쳐서 결국 부산에서 수원으로 올라오는 도중에 쓰러졌다고 했다.

그럼 몇 달 전 사고를 친 남편 소식이 스트레스가 클까, 부산에서 수원으로 올라오는 시점의 스트레스 지수가 클까? 당연히 처음 들었을 때 상심이 되고 스트레스가 심했을 것인데, 그 후로 잘 먹지 못하고 몸에 신경을 쓰지 못함으로 인해 쓰러지고만 것이다.

공황장애가 위장 장애와 연관성이 큰 것이 잘 먹지 못하다 보니 몸이 약해져서 온 것이다.

못 먹고 못 자면 몸은 망가지고 쓰러질 수밖에 없고, 못 먹고 못 자는 것에 대한 해결안들은 병원에서 해줄 수 없다. 구부러진 할머니들을 못 펴듯이 먹는 것에 대한 부분도 마찬가지다.

4-7. 위장 장애나 공황장애를 해결하지 못한 이유가 있었네

잘 먹고 잘 자면 해결되는 위장 장애와 공황장애가 병원에서 해결하지 못한 이유가 있고, 앞으로도 해결하지 못할 것이다.

위장 장애나 공황장애를 겪는 분은 적게는 몇 년, 길게는 20년 이상씩 단지 잘 먹고 잘 잤으면 하는 마음으로 살아가기 위해 노력한다. 병원 쇼핑에, 심지어는 굿판까지 해보셨다고 하시는 분들도 있다. 그러나 해결하지 못해서 필자를 찾아오신다. 그럼 왜 그렇게 오랫동안 노력을 하는데도 위가, 또 같은 증상을 가지고 있는 공황장애가 좋아지지 못했을까?

그것은, 앞장에서도 잠깐 서술했지만, 위장의 기능적인 부분이 문제가 아니라 위를 억누르는 우리의 몸의 구조가 문제이기 때문에 약을 써서 또는 위에 좋다는 것을 먹어서는 한계에 부딪치는 것이다.

때로는 당신 체질 때문에, 스트레스 때문에, 마음 때문이라고 하는 것도 근본인 문제는 몸의 형태이고, 구조의 문제이다. 몸의 구조에 따라 위의 움직임이 좋아질 수 있고, 소화력이 올라가고 좋아지는 것으로 몸의 형태 구조를 논하는 것으로 소화가 안 되거나 위장 장애가 생긴다면 정형학적인 부분으로 접근해야 함으로 지금까지 고생했다고 할 수 있다. 그 형태에 따라 소화력이 올라오고 몸이 좋아지는 것이다. 체질을 전혀 고려하지 않아도 몸만 펴지면 소화는 자연 잘될 수밖에 없다.

4-8. 잘못된 다이어트는 공황장애가 된다

평생 다이어트의 연속이고, 생활이 다이어트라고 하시는 분들이 다이어트 잘못하면 평생 못 먹고, 못 자고 정신과 약으로 버티는 삶을 살게 되는 공황장애가 된다.

다이어트를 잘못하면 거식증으로 오는데, 결론을 빨리 말하는 것 같기도 하지만, 음식을 먹다가 화장실 가서 토해내면 옆에 있는 친구들이

"지금도 뼈밖에 남지 않았는데 얼마나 더 빼려고 음식을 토하냐?"

라고 핀잔을 주는 장면들을 TV에서 보기도 한다.

거식증이 음식물을 일부러 토해내는 것처럼 보이지만, 위장에서 음식물을 받아주지 못하기 때문에 입으로 다시 역류하는 것이다.

다이어트를 잘못하면 겪는 증상이고, 또 일반인들도 어느 순간 겪기도 하는 "음식을 먹었더니 역류해서 자꾸 역류성 식도염이 생기고, 음식을 먹게 되면 토할 것 같다."라는 이야기가 거식증이라고 보면 된다.

우리의 위는 일주일만 굶어도 쪼그라들기 때문에 며칠 단식하게 되면 죽으로 속을 달래서 천천히 음식을 먹어야 한다.

죽에 영양 성분이 많아서가 아니라 죽을 만드는 과정에 쌀이 충분히 불어서 불어있는 쌀을 섭취하더라도 라면이나 밀가루처럼 불지 않아 위장에 부담이 덜하기 때문이다.

죽을 직접 끓여보면 아시겠지만, 쌀 한 줌으로 몇 그릇의 죽을 만들어내는 원리가 음식을 먹게 되면 위 속에서 불어터지고, 부피가 커지게 되고 불편하면 입으로 역류하는 것이다.

아이들에게 죽을 먹으라고 하면서

"아들! 그거 양 조금밖에 안 돼! 보기만 많아 보이는 거야."

라면이 위 속에서 불어나는 것과 달리 죽은 밖에서 충분히 익으면서 불어터졌기 위장 속에서 부담이 덜하게 된다.

그래서 아픈 분들에게 죽을 주는 것도 위장에 부담을 줄여서 천천히 부피를 키우는 것의 원리이기도 합니다.

평소에 잘 못 먹던 사람이 친구들 만났다고 맛있게 음식을 먹으려 해도 음식을 위에서 받아주질 않기에 어지럽고 토하는 일이 발생하고 심지어는 정신을 잃기도 하는 원인이 된다.

극심한 다이어트, 특히 먹지 않고 굶어서 다이어트를 하면 위의 공간이 급속히 줄어들고, 근육량의 수축으로 위의 공간이 협착되어 거식증이 자연적으로 만들어질 수밖에 없는 구조가 되는 것이다.

한때 유행했던 다이어트 약, 식욕억제제라고 하는 부분들은 음식의 생각을 없게 만들지만, 이는 위의 움직임을 현저히 줄여서 음식을 억지로 먹지 못하게 해버린다.

처음에는 먹지 못하니까 몸무게가 쉽게 빠진다. 즉 근육량이 빠지다 보니 몸무게는 쉽게 줄어드는 것이 보이고 이는 위의 근육량, 즉 위의 활동량까지 저해하게 되어 거식증까지 이르게 되는 나쁜 다이어트 방법이다.

좋은 다이어트 건강한 다이어트라면 요요가 오지 않아야 하기에 잘 먹으면서 하는 다이어트가 되어야만 평소에 잘 먹었기에 요요가 절대로 오지 않는 것이다.

금방 음식 먹고 화장실 가야만 머리가 아프지 않고 두통이 사라진다며 필자에게 오셨던 청주분이 이야기는 위와 두통과도 관계가 깊다.

4-9. 복부에 가로 주름은 위장 장애를 말하는 것이다

'위장 장애나 공황장애 있는 분들의 겉으로 드러난 대표적인 특징이 뭐가 있을까?'라고 고민했을 때, 위장 장애와 공황장애의 증상들은 99% 이상 일치하고 또한 몸의 구부러진 것, 못 먹는 것, 신체적 해부학적 특징도 대부분 비슷하다.

특별한 것은 복부에 가로지르는 주름이 깊게 그려져 있다는 것이다.

위가 어떻게 나쁘고 좋은지 궁금해하기 이전에 아래 사진처럼 복부에 주름이 있다는 것만으로 위장 장애와 공황장애 신체에서 나오는 증상들은 거의 일치한다고 봐도 무방하다.

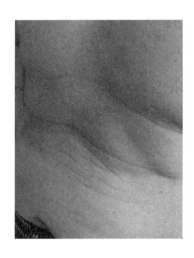

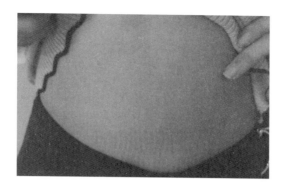

나이가 들어서 있는 것도 있지만, 중학교 학생이 소화가 안 되는 경우도 복부를 그림과 같이 들추어 보면 주름이 잡혀있는 경우가 많다.

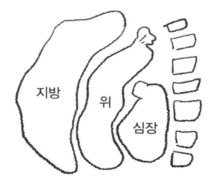

특히 위의 그림처럼 가로 주름 내부에 갇혀있는 부분이 위에 해당한다. 앞쪽에서는 손에 잡히지 않는 지방으로, 뒤쪽은 심장의 단단한 근육으로 그 뒤에 척추뼈가 있다. 위라는 부분은 풍선과도 같아서 먹으면 늘어나고 소화가 되면 바람 빠진 풍선처럼 쪼그라든다.

그림처럼 위를 감싸고 있는 부분들이 너무 두껍고 딱딱해져서 위에 음식물이 들어가면 아프거나 다시금 밖으로 역류해버리는 일이 벌어진다.

음식을 먹으면 명치끝이 아프고, 심장이 찔리듯이 그리고 등 뒤쪽 브래지어 라인 등뼈가 아플 때 문지르면 편한 것이 위장 장애와 공황 장애를 겪는 분들이 호소하는 대표적인 증상이다.

배 앞쪽 지방이 눈으로 보이는 것보다 복부 안쪽에서 위장을 눌러 통증이 오고, 40kg 정도의 마른 뱃가죽을 잡으려 해도 잡히지 않고 딱딱하게 뭉쳐있는 것은 복부 배 안쪽의 지방이 딱딱해질 정도로 지 방이 뭉쳐있었기 때문이다.

한의원에서 적취라고 하는 부분은 그림의 지방 덩어리가 뭉쳐져 있 는 부분을 말하는 것으로, 소장과 대장을 거미줄처럼 묶어서 연동운 동을 저해하는 원인이 되어 소화가 안 되고, 먹으면 아프고 변비를 일 으키는 요인이 된다.

효과적으로 몸속의 지방을 어떻게 빼내느냐의 시간과 싸움에서 위 가 움직일 수 있는 공간을 확보하고, 장기들이 움직일 수 있는 공간 확 보 자세가 선행되어야 한다.

자세가 만들어지는 것만으로 위가 먼저 편함을 얻게 됨에 따라 잘 먹을 수 있고, 에너지가 생겨 운동함으로써 근육을 잡고 있는 지방도 빠지면서 몸이 빨리 좋아질 수 있게 된다.

4-10. 두통과 먹는 것이 연관성이 있다

이유를 알 수 없는 편두통, 두통이 오는 이유는 먹는 것과 관계성이 깊다.

두통은 위가 좋지 않은 분들의 증상 중 하나이기도 하지만, 제일 큰 문제로 다가오는 것이기도 하다.

먹기만 하면 두통이 심해서 먹는 것이 두렵고 먹을 수가 없어서 나중에 신경정신과 약까지 먹어보신 분들의 이야기는 한결같이 위가 깨끗한데 먹지 못하고 제발 좀 먹게 해달라는 것이다.

삼척에 사는 A 양은 하루에 한 끼만 먹고 살아가는, 공부도 잘하고 예쁜 학생이지만 먹는 것을 어찌나 힘들어 하는지 아침과 점심을 거르고 학원에 갔다 와서 저녁 한 끼만 식사를 하여도 그마저 행복한 식사가 되지 못하고 입에 음식이 들어가면 두통을 호소했었다. 행복한 식사가 되지 못한다. 먹기만 하면 두통이 와서 먹을 수 없다는 것이다.

두통 때문에 검사란 검사는 다 해보고 병원엘 다녀보아도 해결점이 없었기에 멀리까지 찾아온 케이스였지만, 필자에게 하루 왔다 가고서는 식사 후에도 두통이 없었다고 했었다.

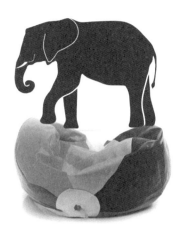

　그림을 보면 위를 무엇인가가 누르고 있는데 물을 붓거나 음식물을 집어넣으면 잘 들어가지 않을 것이다. 즉 위장의 내부에는 전혀 문제가 없고 위장을 감싸고 있는 주위의 구조적인 문제이기에 그것이 풀어나가면 잘 먹을 수 있다.

　그리고 먹기만 하면 아픈 이유는 우리의 장기가 눌리면 어느 방향이라도 삐져 나가는 부분들이 아프다. 명치에 위가 쏠리면 명치가 아픈 것이고, 심장으로 가면 심장이 아픈 느낌이 들고, 등 뒤쪽으로 가면 브래지어 라인 쪽이 아플 수밖에 없다.

4-11. 어머나, 20년 동안 고생했던 위장이 좋아졌어요

먹기 위한 것 먹는 것이 어렵다는 분들에게 겪어보지 못한 분들은 "그게 무슨 대수이고 그리고 병원이 있는데 그게 왜 안돼?"라고 반문을 한다. 잘 먹는 것은 어려운 것인데, 우리의 몸을 해부학적으로만 이해하고 그렇게 배웠기 때문에 "횡격막이 이래서 어쩌고저쩌고…" 하는 우매한 이야기를 한다.

구조적으로 이해를 해야 한다는 말에
"어? 새로운 이론이네."
반문하시기도 하지만, 한의원에서 적취라고 하는 부분도 그림의 바윗덩이가 손오공을 누르듯이 우리의 위를 우리의 몸이 누르고 있는 모양새가 되는 것이다. 또 그렇게 눌려있는 곳에 음식물을 밀어 넣으면 외부와 내부의 압력이 커짐으로 인해 통증이 만들어지는 것이다.

청주에 사시는 B 씨는 잘 먹지 못해 160cm 넘는 키에 겨우 43kg의 몸무게가 되기까지 수없이 많은 마사지를 받고, 침을 맞고, 횡격막이 어떠니 체질이 어떠니 등등 수많은 이야기를 들었었고, 굿을 하고 기도원에 들어가 보기도 하고 필자에게 오기 전까지 서울의 유명 한의원에 4주 입원하라는 말에 입원했었지만, 살이 붙기는커녕 오히려 3kg이 덜

나가는 몸이 되어 3주 만에 퇴원할 수밖에 없었다고 했었다. 서울에 유명한 한의원에서 4주 입원하라고 하여 입원하였으나 살이 찌기는커녕 3kg가 더 빠져버려 3주 만에 퇴원할 수밖에 없었다.

몸무게가 더 빠지는 것도 문제였지만, 그 한의원에 입원하는 동안에 퇴원했던 분들이 주기적으로 다시금 입원하고 퇴원했다가 다시 입원하고 퇴원하는 것을 반복한다는 것을 눈으로 확인하는 순간 해결책이 없다는 것을 알았다고 했다.

음식물이 들어가면 위장이 움직일 공간이 더욱 없어진다. 그로 인해 먹기만 하면 머리가 아프다.

살기 위해 그리고 먹기 위해 기도원까지 가서 아픈 분들 사이에서 서러움에 울어볼 정도로 노력했었다. 결국, 원인 해결을 하지 못한 채 비쩍 마른 몸으로 사무실에 들어서자마자 필자는 그분께 닭죽을 먹으러 가자고 했었다.

"지금 잘 먹지 못해서 왔는데 고기를 먹으면 설마 잘될까요? 먹을 수 있을까요?"

했던 분이 다음 날은 사무실 들어오기 전에 딸과 함께 점심으로 어제 먹었던 닭죽을 먹고 왔다고 했다. 딸도 건강하지 못해 먹는 것이 힘들어했는데 고기인 닭죽을 먹고서 문제가 생기더라도 필자를 만날 것이기에 걱정하지 않았다고 했었다.

모녀가 식사를 하는 것이 하루 만에 체질이 변한 것도 아니고, 오랫동안 말썽을 부리던 위가 좋아진 것도 아니다. 한의원에서 말하는 체질이 변한 것도, 위가 좋아진 것도 아니다. 위장을 누르고 있는 부분을 살짝 건드려만 주어도 20년 이상 고생했던, 잘 먹어야 한다는 고민이 사라지게 되었다. 이 사실은 우리가 해부학적 지식과 장기의 이름을 외우는 데 힘을 쓴 기존 지식으로는 정말 잘 먹기 위한 부분을 해결하기 어렵다는 것을 뜻한다.

4-12. 위장 장애가 좋아지면 공황장애가 사라진다

엄마랑 같이 왔던 딸도 먹는 것도 힘들어서 억지로 뷔페에서 운동 삼아 힘든 일을 해야만 그나마 몸이 움직여지고 사는 것 같다고 할 정도로 먹는 것에 대한 것은 항상 고민이고 힘들었다고 했는데 엄마랑 닭죽을 먹고 와서는

"아, 살 것 같다."

라고 한다. 몸에 대해 다시 인식하고 잘 먹는 것만으로 몸을 힘들게 했던 불안감, 초조감들은 조금씩 사라져 공황장애나 위장 장애에서 탈출한다는 것들은, 밥 한술도 뜨지 못했던 분들이 아침부터 삼겹살로 시작해서 삼시 세끼를 챙겨 먹고, 한밤중에 밥통을 뒤져서 밥을 먹을 수 있다는 것은 소화에 대한 부담감을 떨쳐버렸다는 것이고, 몸에서 음식을 받아들이고 소화하는 데 문제가 없다는 몸의 좋은 신호이기도 하다.

공황장애에서 무기력함이 대표적인데, 먹지 못했을 때 근육 손실량이 커짐으로 인해 한순간에 몸무게가 한 주에 3~4kg 빠지기도 하지만, 다시 잘 먹게 되는 것으로 영양을 보충하는 시간만큼 공황장애가 좋아지는 시간이라고 보면 된다.

단지 잘 먹고, 잘 잤으면 좋겠다는 위장 장애와 공황장애 환자들이 겪는 몸의 증상들로는

○ 무기력

○ 두근거림

○ 불면증

○ 명치 아픔

○ 등 쪽의 통증

○ 어깨 통증

○ 역류성 식도염

○ 변비

○ 호흡곤란

○ 불안

○ 우울감

등 여러 가지가 있다. 고통스럽고 힘겨운 나날을 보내는데, 약부터 먹어보고 안되면 내 몸이 틀어지지 않았는지 근본적인 것을 해결할 때 위장 장애나 공황장애의 탈출은 쉽게 이루어진다고 볼 수 있다.을 해결하지 않고서는 공황장애의 탈출도 없을뿐더러 위장 장애를 겪는 분들이 잘 먹는 것은 요원할 뿐이다.

4-13. 과민성대장증후군이 사라졌어요

먹기만 하면 화장실로 뛰어가는 과민성대장증후군의 경우에도 위보다 장에 대한 문제이다. 소장과 대장이 강제적으로 운동하지 못함으로 오는, 즉 장의 움직임을 지방과 우리의 구조적인 체형이 유연하지 못하게, 뻣뻣하게 장을 잡고 있어서 생기는 것이다.

장이 연동운동할 수 있는 공간이 없으면 음식물이 들어가도 그냥 화장실로 버려지게 된다.

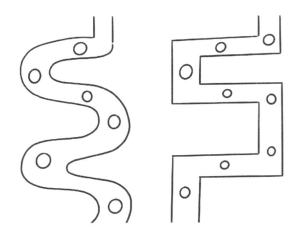

그림에서 두 개의 예시가 있는데 왼쪽은 출렁이고 움직임이 수월하고 부드러운 구조로 무엇이 들어가더라도 여유가 있는 모습이고, 오른쪽은 이미 음식물과 옆의 단단한 벽에 가로막혀 연동할 수 없는 구조

를 설명한 것이다.

왼쪽의 경우 공간의 확보 면에서 여유롭고, 오른쪽의 경우 하나가 들어가면 바로 나와야 할 정도로 공간의 유동성이 없이 빡빡한 모양이다.

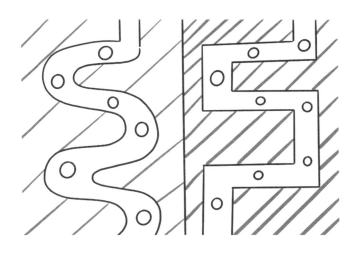

대장과 소장을 지방이 싸고 있다면 오른쪽 그림의 경우 이미 지방으로 쌓여있어서 소위 적취라고 하는 부분이다. 배를 만지거나 누르면 딱딱함과 뻣뻣함을 느끼고 심지어

"배 속에 돌덩이가 들어가 있나?"

라는 궁금증을 일으킬 정도로 말랑말랑해야 할 배 속이 딱딱함에 손가락 하나 들어갈 수 없고, 돌멩이가 배 속에 들어있는듯한 느낌이 드는 것은 밖에서 누르는 것도 통증이 있는 것처럼 속에서 자율운동 하는 장기들이 움직일 때마다 손으로 누르는 딱딱함을 몸에서 통증으

로 느끼게 되는 것으로 혹자들은 장기의 근육들이 약해져서 그렇다고 하지만 결국 유연해야 할 몸이 굳어지는 요인은 장기들의 근육의 문제 이전에 근육을 이루는 장기들이 딱딱함 돌덩이 속에 묻혀있음으로 인해 점차 운동성이 떨어지고 운동성이 떨어진 장기의 근육들의 크기가 작아지게 되는 것을 반복하게 되는 것이다.

그만큼 우리 몸은 보이는 것과 보이지 않는 부분, 특히 장에서는 움직임이 약해지면 체온을 올릴 수가 없고, 체온이 떨어지면 변비가 발생하고, 음식만 먹게 되면 화장실로 가게 된다. 여러분들의 배를 직접 눌러보면 어떤지 확인할 수 있다.

배가 딱딱할 때 나오는 증상으로는
ㅇ 과민성대장증후근
ㅇ 변비
ㅇ 불면
ㅇ 우울증
ㅇ 공황장애
ㅇ 위장 장애

냉증이 있다. 우리 몸은 차가워지는 것만으로도 만병의 시작 단계인 위험군에 있다고 봐야 하기 때문에 경각심을 가져야 한다.

4-14. 변비가 사라져버렸네?

요즘 광고에 쏟아지는 프로바이오틱이나 현대 의학에서 2016년 신기술이라고 하는 건강한 변을 이식할 만큼 장이 우리 몸에 큰 비중을 차지하고 있다. 이렇게 관심도가 높아지는 것은 장에서 만들어지는 면역력 때문이라 할 수 있다.

장이 불편했을 때 일어나는 일들을 들여다보면
○ 변비
○ 두통
○ 면역력 저하
○ 손발의 차가움
○ 소화불량
○ 수면 장애
○ 불안 장애
○ 통풍
○ 비만
○ 무기력 등이 있다.
앞으로의 시대는 면역력의 시대이다. 어떻게 면역력을 올리느냐에 따라 개인의 생명줄이 길고 짧게 되는지 나타날 수 있는 변수가 이번에

코로나 19 질병을 보면서도 나타난다.

같은 공간에 활동했지만 누구는 음성으로, 어떤 사람은 양성 판정을 받게 되는 것은 개인이 면역력의 차이임을 알게 되고, 언젠가 완벽한 코로나 백신이나 치료제가 나오겠지만 요즘처럼 치료제와 백신이 없는 상태에서 양성에서 다시 음성으로 생활할 수 있는 길은 결국은 면역력의 차이라 할 수 있다.

면역력이 저하 된다는 것은 우리 몸에 저항력이 떨어져 마치 댐에 구멍이 뚫린 것처럼 몸이 돌이킬 수 없는 상황으로 치닫는 것이다.

면역력에 따라 통풍, 아토피, 수면 장애로 인한 우울증, 불안 장애, 불치병이 생길 수 있다. 이들의 원인을 보면 면역력 저하로 인해 질병으로, 이 질병으로 고생하는 것을 보면 면역력을 관장하는 대장이 몸에 차지하는 비중은 너무나 크다고 할 수 있다.

예를 들면 TV 프로그램 중에 『슈퍼맨이 돌아왔다』 2018년 11월 15일 방송분을 보면 샘의 큰아들인 윌리엄이 변비가 있다. 동생인 벤틀리는 냉장고 속으로 들어갈 듯 잘 먹고 많이 먹는데도 잘 싸고, 형인 윌리엄은 변 보는 것이 힘들어 먹지 못하는 것을 볼 수 있다.

형제를 적외선 카메라로 체온을 측정한 결과 하복부의 온도에 따라 상대적으로 차가운 윌리엄은 변비가 되고, 붉게 물들인 따뜻한 아랫배가 보이는 동생은 많이 먹는데도 소화가 잘되고 쾌변을 보는 차이점을 방송을 통해 알 수 있다.

방송에서처럼 변비는 식이섬유가 많이 들어가느냐에 따라 아이들의 경우는 쉽게 변비가 해결되기도 하지만, 오랫동안 아파서 약을 먹었던 분들은은 식이섬유, 유산균으로 해결되지 않는다.

변비로 고생할 때 많이 찾은 것이 유산균, 프로바이오틱을 찾게 되지만, 먹지 않으면 다시금 변비가 발생한다. 이것이 원인을 해결하는 근본적인 방법이 아님을 알기에 필자는 오시는 분들께는 무조건 먹지 말라고 한다. 대신 잘 싸게 하면 되는 것이니까.

'프로바이오틱을 먹을 것이냐' 아니면 '변비의 해결책을 찾을 것이냐'를 따진다면 무조건 변비의 원인을 해결해야 한다. 그러나 당장 급하게 나오기만 하면 된다는 생각에 프로바이오틱이라는 것을 이용해서 이미 흐트러진 장에 신경을 쓴다. 또한, TV 속 홈쇼핑과 건강프로그램 전문가들이 프로바이오틱을 권하는 추세다.

그럼 장에 있어서 프로바이오틱을 권하지만, 보다 최선책이 무엇인지 찾아야 한다.

공간의 효율성이라고 하면 이해하기 쉬울 듯한데, 바로 장이 움직일 수 있는 공간을 만들어주는 것이다.

프로바이오틱이나 식이섬유와 같은 방법은 공간의 효율은 비슷하면서 장내의 환경을 좋게 하자는 것이고, 구조적인 것을 좋게 한다는 것은 그림과 같이 흥부네 가족이 사회적 거리 두기와 같은 역할을 하게 되는 것이다.

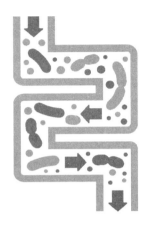

변비에 걸렸다는 것은 밀집된 공간에 음식물 찌꺼기가 가득 차는 것이다. 딱딱하게 변이 쌓이면 독소들로 가득 차서 장내 유해 성분이 우위를 차지하게 됨에 따라 장내 환경이 나빠진다.

위에 그림의 경우처럼 공간의 여유가 생겨서 밀집도가 낮게 유지하는 것이 장의 움직임을 원활하게 해서 변비가 없어진 경우인데 장을 털털 털어서 노폐물을 밖으로 자연스럽게 빠져나가게 하는 장의 연동 운동을 좋게 하는 것이 최선이 되어야 한다.

장은 자유롭게 움직여야 한다. 그래야만 장이 살아난다. 먹어서 되는 것은 단지 일시적인 장내 환경만 좋게 하는, 늘 단시간의 싸움인 것이다. 유산균이나 식이섬유가 없더라도 변비 없는 세상은 곧 장이 잘 움직이면 되고, 장이 살아서 움직여주면 몸의 보일러실이 정상적으로 작동할 것이다.

4-15. 위장 장애나 공황장애 위급 시 대처 사항

원래 이 챕터는 필자가 쓰지 않으려 했지만, 책을 마지막으로 다시 정리하면서 이 책을 쓰는 이유는 누군가에게 도움이 되었으면 하기 때문에 써내려 간다.

위장 장애 분들에게 또 공황장애, 자율신경실조증을 겪고 있는 환자들이나 가족들만큼은 이 책을 통해 긴급 상황을 벗어났으면 하는 간절한 맘으로 자판을 눌러 적고 있다.

1. 두근거림이 심해진다.

먹지 못하는 사람에게 제일 먼저 나오는 증상이 눈 밑이 떨리고, 가슴이 두근거리는 것이다.

공황장애는 가슴 두근거림이 심해 혹여나 심장에 문제가 있을까 근심이 되어 심전도를 검사해도 심장에는 특별히 문제가 없다는 판정을 많이 받는다.

그렇지만 맥박이 평소에도 100 이상 뛰고, 좀 더 긴장하면 150 이상을 뛰기도 해서 불안증의 원인이 되기도 하지만 불안함으로 맥박이 다시 올라가고, 올라가면 더욱 불안해지는 것이 공황장애의 현상이라고 보면 된다.

결국, 마음으로 인해, 스트레스로 인해 공황장애가 시작된다고 하지만 공황장애라는 것은 맥박이 빨라짐으로 시작되는 것이다.

2. 몸이 차가워지면 심장이 두근대는 것이다.

못 먹어서 가슴이 두근거린다고 했는데, 그 두근거림의 시작은 맥이 빨리지는 제일 큰 이유 중 하나는 몸이 차가워서이다.

공황장애로 굳게 믿고 있는 분들에게 필자가 처음 만나는 날 사용하는 방법이 맥박을 빨리 올리는 인위적인 방법이다.

으레 가슴이 두근거리면 소위 응급약을 찾는 순간 다시금 가슴이 두근거리지 않게 만들어 응급약이 필요 없음을, 그리고 심장의 두근거림이 심리적이고 마음으로 오지 않는다는 것을 눈으로 확인시키는 방법이다.

즉 심장의 두근거림이 빨라지는 것은 몸의 필요에 의해 빨리 뛰는 것이고, 100m 달리기를 하면 심장이 마구 요동치듯 몸에서 필요로 하는 만큼 박동수가 늘어난 것으로 약을 먹을 필요까지는 없는 것이다.

3. 갑자기 호흡이 안 된다.

위장 장애가 오래된 분들이나 공황장애 판단을 받는 분들의 경우 호흡이 안 되어 쓰러져서 일어나 보니 응급실이었다는 분들이 많다.

즉 호흡이 안 되면 얼마든지 쓰러질 수 있는 것이다.

위장 장애 분들이 많이 겪는 것 중 과호흡이라는 게 있는데, 이는 산소량보다 이산화탄소량이 부족해서 나오는 현상이다.

심장이 두근댄다는 것은 우리 몸이 산소 요구량을 맞추기 위해 심장이 일을 많이 하고 있다고 보면 된다.

그런데 근육의 움직임 없이 심장만 두근대고 호흡이 빨라지다 보니 과호흡이란 상태가 일어난다. 즉 호흡이 빨라져서 산소의 이산화탄소가 부족해지는 현상이다.

공황장애 환자들이 비행기를 타지 못하거나 터널을 지나지 못하는 이유가 긴장으로 인한 호흡이 빨라지기 때문인데, 심지어 정신을 잃기도 한다. 호흡이 안 되어 정신을 잃는 것이 아니라 호흡이 빨라짐으로 인해 정신을 잃게 되는데, 이때는 비닐봉지를 입에 씌어서 호흡을 하면 해소된다. 즉 자신의 이산화탄소를 다시금 들이마심으로 인해 인체의 산호와 이산화탄소 비율을 맞추어 정신을 잃는 것을 방지하는 것이다.

평소에도 비닐봉지를 가방에 주머니에 넣고 다녀야 할 정도로 위장장애, 공황장애를 증상이 있다면 무조건 필수조건으로 알고 있어야 하는 사항이고, 가족들이 실행해주면 당황스럽지 않을 것이다.

4. 위장 장애, 공황장애에 술과 매운 음식은 독이다

위장 장애 환자들과 공황장애 환자들이 공통으로 먹지 말아야 할 음식이 있는데, 특히 술과 매운 음식은 몸에 독과 같이 작용을 한다.

매운 음식을 평소에 좋아했다 할지라도 공황장애란 판정을 받게 되면 매운 음식으로 인해 앰뷸런스에 실려 갈 수 있으니 멀리해야 한다. 잦은 술접대 등으로 술을 마시는 경우도 다음 날 무조건 응급실행이 정해진다 할 정도로 매운 음식과 술은 독과 같은 음식이다.

술은 건강한 사람에게도 영향을 미치지만, 위가 좋지 못한 분들께는 공황장애로 직행하는 지름길 역할을 하게 된다. 또 공황장애 약과 술이 같이 겹치는 경우에는, 심장의 두근거림과 호흡의 문제가 발생하는 첫 번째 요인임을 상기하고, 절대로 술과 매운 음식은 금기해야 한다.

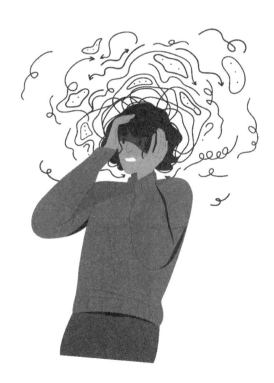

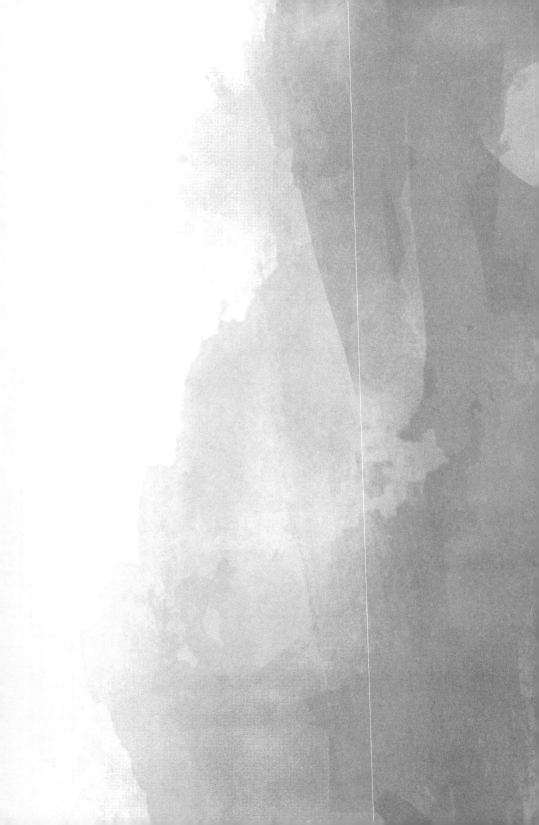

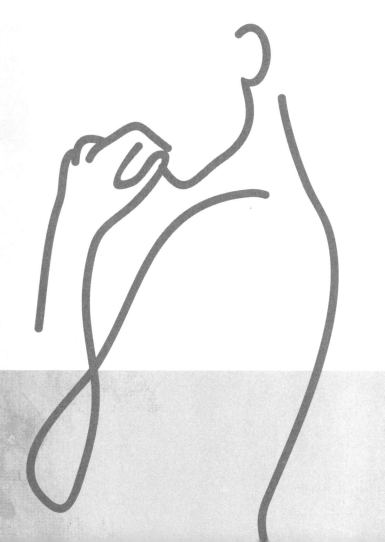

제 5 부

●

골반이 살아야 만병이 사라진다

5. 골반이 살아야 만병이 사라진다

"골반이 틀어졌네요? 그러면 몸이 아플 텐데!"

"다른 곳에서 이미 골반이 틀어졌다는 이야기는 많이 들었는데 정작 틀어졌다는 이야기만 하고 고쳐주지는 못하던데요?"

침으로 찌르고 마사지를 하는 물리치료사라고 하는 소위 전문가라면 굳이 사진을 찍어보거나 다리 길이를 맞추어 보지 않더라도 골반 틀어진 것을 1초 만에도 알 수가 있다.

"골반이 틀어졌네요!" 고객에게 말하는 본인도 골반이 틀어졌으나 어떻게 해볼 도리가 없어서 틀어진 채로 있으면서 다른 사람들을 반듯하게 해주겠노라고 열심히 땀을 흘리고 있는 현실이 병원, 한의원, 마사지 샵이 많아도 새우등, 거북목으로 살게 놓아둔다는 것이다.

골반의 위치에 따라 몸은 휘어지고, 굽어지고, 못 먹고, 못 자고, 옆으로 누워서 자고 무릎의 통증까지 온다. 모든 문제의 근본이 골반이 어떤 위치를 잡고 있느냐에 있으며, 골반 위치에 따라 몸이 살아나는지, 통증으로 살게 되는지 척도가 된다.

5-1. 골반의 위치가 원래 거기였어?

　해부학적으로 보면 골반은 머리의 귀 라인부터 어깨선, 장골과 무릎 그리고 복숭아뼈가 일직선으로 위치해야 바른 자세라고 한다.

　일반적으로 해부학적인 바른 자세를 유지한다는 것은,
　"문을 열었어? 닫았어?"
　의 중간 위치, 조금 어정쩡한 위치라 할 수 있다.
　"문을 열어라!" 했을 때 문을 끝까지 확 열었을 때의 느낌과 그냥 중간쯤 열은 느낌의 차이라 할 수 있다. 우리 몸은 안정되게 서있는 자세, 즉 몸의 중심이 끝까지 이동할 때 쉬어주고 회복되는 근육이 있고, 반대로 최대의 힘을 사용하고 몸도 안정된 기둥 역할을 하는 근육도 있다.
　"문을 열어줘."라고 할 때 어느 위치가 열었을 때 위치를 정하라 한다면 사람마다, 즉 문에 달린 장석의 각도만큼 열리고 닫히게 될 것인데 만약 바람이 불어오면 삐꺽삐꺽 소리를 내면서 흔들릴 것이다.

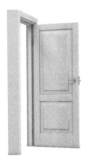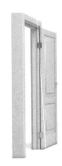

　왼쪽 그림과 같이 문은 분명히 열려있지만, 끝까지 열려있지 않다. 문이 어중간하게 열려있어서 흔들림이 있는 것이다.

　오른쪽 문의 경우 활짝 열어젖힌 경우이고, 바람이 불더라도 크게 흔들림이 없을 것이다.

　우리 몸을 바르게 서라고 하면, 일반적으로 문의 열림 정도처럼, 어느 각도 만큼 열리는지 판단이 안 서는 것처럼, 어중간하게 서는 것입니다.

　오른쪽 그림의 문이 확 열었을 때 장석이 고정되는 것처럼 바른 자세는 통증이나 피곤을 덜 받게 하는 자세로, 골반이 흔들거리는 느낌이 없어야 한다.

　해부학적인 그리고 여러 강의를 통해서 배워왔던 것을 잊어야 비로소 몸이 불편하지 않고 허리가 편하고, 서있는 것만으로 통증이 가시고 건강하다는 것을 느끼며 살아가게 될 것이다.

나이 드신 분들이나 공부를 많이 하게 되는 학생들의 경우에는 허리
가 굽어져 보이는 형태, 늘 바람이 불면 흔들리는 오른쪽
의 문처럼 흔들리고 몸이 앞으로 굽게 된다. 나이가 어린
학생인데도 불구하고 뒤에서 보면 허리가 굽고 거북목이
되어 나이가 많아 보이기까지 한다.

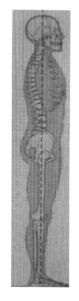

왼쪽 그림 문의 경우는 우리가 해부학적으로 배우는
바로 서는 것이고, 교정을 할 때도 바른 위치라고 배운
다. 그렇게 서야 바른 자세라고 하지만 몸에서는 실제로
어정쩡한 위치에 골반을 가져놓으려다 보니 오히려 자세
가 흔들리고, 불안정하여 통증이 일어날 수밖에 없다.

필자에게 오는 분들께 권하는 편한 자세는 배를 내밀고 있는 형태가
된다. "어? 너무 이상하게 서있는 것 아닌가?"
라고 말씀하시겠지만, 이 책을 보시는 분들이 직접 해보시면 어느 것
이 몸이 편하게 서있는 것인지 1분 정도면 기존의 생각이 바뀔 것이다.
사람의 서있는 모습과 문이 열려있는 모습을 그렸는데, 결국 오른쪽
그림의 문이 장석의 끝에 걸리면 고정되듯이 몸도 어느 일정한 곳에
고정되어 단단하게 지지되어있는 모습일 때 통증도 오지 않는다.

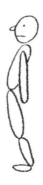

모내기하다가 잠깐 쉬는 자세라고 보시면 된다. 모내기하다가 잠깐 1~2초 만으로도 허리가 편해지는 원리는, 등 쪽의 등 쪽의 긴장되었던 근육이 잠깐이라도 휴식을 취하기 때문이다.

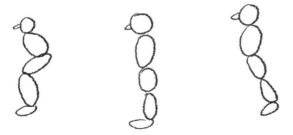

필자를 찾아오는 분들이 허리가 아프고 목과 무릎이 아프다고 하는데, 대부분 왼쪽 중간의 자세를 대부분 취하고 있다.

오른쪽 끝 3번의 자세를 만들어주므로 인해

"허리가 편해졌다!"

하는데 다시금 본인들이 가지고 있었던 1번과 2번의 자세를 만들어 보라 하면

"아 허리가 다시 아파졌어요!"

할 정도로 우리의 몸은 자세에 따라 통증을 오게 하기도 하고, 순간적으로 통증을 없게 한다는 것을 확인할 수 있다.

"염증 때문에 아픈 것입니다!"

라고 말하는, 전문가라고 하는 이들이 결국 몸의 구조에 대해 전혀 모르고서 말하는 '염증'은 가져다 붙인 허상의 말임을 알 수가 있다.

염증이라고 한다면 자세의 변화에 의해서도 여전히 아파야 하고 또한 항상 만지면 아파야 하는 것인데, 자세 변화에 따라 아프고 덜 아프고 통증의 정도가 달라진다는 것은 염증보다는 '신경이 좀 닿는다! 덜 닿는다!' 정도가 될 것이다.

기존의 바른 자세라고 하는 부분들이 해부학적인 뼈의 일직선을 만드는 것이다. 그 뼈를 일직선으로 만든다는 것은, 오히려 등 쪽의 근육의 피로도를 높여 통증을 만들어낼 수밖에 없는 것임을 알아야 합니다.

그림과 같이 앞이 열려있는 상태의 뼈를 맞추기 위해 등 쪽의 근육들이 경직되는 것이다.

앞이 받쳐주지 못하는 배의 근육 부분과 흉곽 쪽의 갈비뼈들의 움직임이 떨어지기 때문이다. 즉 양동이 손잡이론 법칙과 교육이 잘못되고 있음을 알 수 있다.

앞에서 넘어지는 것을 받치기 위해서는 앞에서 힘을 받쳐주어야 넘어지지 않는다. 마치 시골의 지게 작대기처럼 넘어지지 않게 지지해주어야 하고, 골반의 위치는 해부학적인 위치와 다르게 좀 더 앞으로 많이 내밀어야 한다.

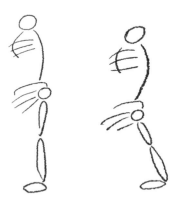

5-2. 골반 교정은 병원에서 못하는 이유가 있었네

해부학적 몸의 바른 자세를 취하면 당연히 통증이 있을 수밖에 없다. 몸의 근본적인 원인을 찾지 않고 기존에 배웠던 지식으로만 몸을 치료하는 추나요법이나 도수 치료, 물리치료의 기존 의학으로 절대로 골반 교정이 될 수 없게 된다.

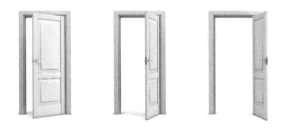

불안정한 그림 2번의 여닫이문처럼, 통증이 올 수밖에 없는 자세를 가지고 통증이 오지 않는 자세라고 하다 보니 통증이 사라질 수밖에 없는 것이다.

물리치료는 침을 놓는 곳에서 마사지사를 두고서 치료하는 것이다. 침보다는 마사지로 근육을 유연하게 푸는 것이 훨씬 몸에는 효과적으로 작용할 수 있다.

지금도 골반을 바로잡는다고 하는 도수 치료나 추나요법 그리고 미국에서 넘어온 카이로프랙틱의 방법이 정말 몸을 살린다면 이미 그것을 시술받은 분들은 물론 그 치료를 병행하는 선생들의 몸도 반듯이 서있어야 하고, 허리 디스크나 거북목으로 고생하는 의료진들이 없어야 한다. 하지만 오히려 그분들 몸이 더 틀어지고 아프게 보이는 것을 보면 학문적으로나 기술적으로 전혀 쓸모없는, 그냥 이론적인 학문인 것이다.

현실에서 보면 몸이 매우 굽은 분들이 의사들이고, 한쪽으로 침을 놓는 한의사들 몸이 틀어져 있는 것을 보게 된다. 본인들의 몸도 고치지 못하면서 환자들의 몸은 반듯하게 해주겠노라고 하는 이론이 잘못되었다고 말할 수 있겠다.

이론대로라면 본인들 몸이 굽어지거나 틀어져 있지 않아야 한다. 거북목이 아닌 주름조차 없는 목과 반듯한 허리를 가지고 있다면 비로소 본인들이 배운 학문을 본인들 몸으로 증명하는 것이라 할 수 있다. 몸을 바로 세우고 통증을 없애기 위해 그렇게 오랫동안 공부하고 연구했지만, 정작 본인들의 몸도 바로 세우지 못할 정도의 학문이라면 그 학문의 이론이나 방법들이 잘못되었음을 전문가 본인들 몸으로 증명하는 셈이다.

잘못된 이론이나 학문으로는 절대로 골반을 바로잡지 못한다는 것을 인지해야 하고 이제는 환자들 스스로 누가 몸을 고칠 것인지 못 고칠 것인지는 고쳐주겠다고 하는 분들의 몸을 먼저 눈으로 확인해야 한다.

아픈 사람들이 판단하지 못함으로 인해 통증은 고사하고 시간 낭비,

지갑만 털털 털리는 호구로 인정받으며 비웃음과 함께 매일 의료 쇼핑하는 것이다. 심지어 국민건강 보험료 누수에 일조하고 있다고 봐야 한다.

5-3. 골반이 바로 서야 몸이 바로 선다

골반의 위치에 따라 몸이 새우처럼 굽어지기도 하고 몸이 펴지기도 하고 통증까지 사라진다.

기존의 방법들이 골반을 바로 펴지 못했다는 증거가 거북목, 새우등 으로 다니는 사람들의 모습이다.

즉 앞장에서 말했듯이 잘못된 방법을 배워서 굽어진 사람들의 몸을 못 펴는 것은 당연한 것이고, 을 펴려다 보니 못 펴는 것이다. 거리의 사람들이 굽어진 모습으로 다니고 심지어 바르게 펴 준다는 전문가들 목이나 등도 굽어 새우등을 하고 있는 것이다.

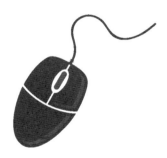

위에 그림처럼 마우스를 움직일 때마다 선이 따라 움직이는 것을 관 찰할 수 있을 것이다.

마우스 방향을 오른쪽으로 움직이면 선도 마우스를 따라 오른쪽으 로, 왼쪽으로 움직이면 왼쪽으로 움직이는 것을 볼 수 있을 것처럼 우리의 척추라인도 몸의 흐름대로 흔들리고 움직여지는 것이다.

　손잡이는 우리 골반에 해당하는 것으로, 우리 몸은 골반의 방향대로 척추뼈들이 좌우로, 앞뒤로 정렬하여 허리, 등, 목의 위치한다.

　손잡이에 해당하는 골반을 잡으려는 생각은 절대로 할 수가 없는 교육을 받았기에 줄만 어떻게 세워볼 생각만 하는 것이다.

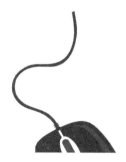

　위에 그림을 보면 골반이 좌우로 틀어진 모습이다. 골반에서 시작하는 허리뼈의 부분이 위에 채찍의 손잡이라고 보면 골반이 위아래로 흔들림에 따라 허리뼈도 같이 좌우로 흔들리게 된다.

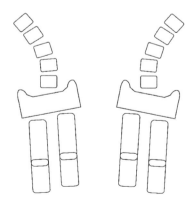

즉 허리뼈가 틀어지기 이전에 골반이 위, 아래로 흔들림에 의해 허리뼈는 좌우로 흔들리게 되는 것이다.

이번엔 앞뒤로 흔들렸을 때 어떨지 한번 보자.

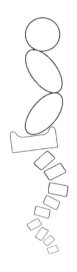

골반이 앞으로 회전함으로 인해 척추뼈도 같이 앞쪽으로 휘어진 상태다. 그리고 오른쪽 그림은 뒤로 휘어진 상태를 그림으로 표현한 것이다.

등이 굽은 사람을 등을 펴면 허리는 어떻게 될까? 허리만 펴면 등은 펴질 수가 없다.

등을 펴거나 허리의 뼈를 정렬시킬 때 무조건 골반이 바르게 위치를 잡아야 그다음 허리, 등, 목, 어깨뼈까지 반듯하게 잡히는 원리다. 군대에서 기준선을 잡고서 좌우로 정렬하듯이 말이다.

몸의 구조가 골반부터 자연스럽게 흘러가는데도

거북목이면? 목을 잡아서 흔든다. (카이로프랙틱, 도수, 추나, 마사지)

허리가 그림처럼 쏙 들어가면 당연히 아픈 걸 약물로 치료한다. (침술, 주사요법, 수술요법)

절대로 될 수 있는 방법이 아닌데 몸을 고친다고 설쳐댄다.

그림을 보면 골반이 얼마나 중요한 역할을 하는지 알 수가 있다. 몸이 틀어지고 목이 거북목이 되고 새우등이 되었다는 것은, 그림과 같이 골반의 위치가 바르게 서지 못했기 때문이다.

먼저 골반 움직임을 보고 허리 디스크, 목 디스크, 어깨통증을 논해야 할 정도로 골반의 위치 각도는 중요한 관찰 포인트다.

5-4. 골반을 바로잡는 포인트는 골반이 아니다

　골반 이야기를 마무리하게 되는데 허리에 문제가 있을 때 허리를 만지는 게 아니듯이 결국 골반을 바로잡기 위해 골반을 만지고 마사지한들 골반이 바로잡혀지지 않는다.

　골반이 앞쪽으로 기울면 척추전만, 뒤로 기울면 척추후만이라는 전문적인 용어를 사용하지만, 몸에 어떤 근육이 있고, 혈점이 어떻고, 신경이 어떻고 등 환자들이 모르는 전문용어가 몸을 좋게 해주는 것은 절대로 아닐뿐더러 전문용어를 배우러 고객들이 오는 것도 아니다.

　필자는 오시는 분들께 그런 용어들을 사용하지 않는다. 몸이 좋아지고 빨리 몸이 바로 서고 잘 걸을 수 있고, 불편했던 점들을 어떻게 해소할 것이냐가 우선인 것이다.

　전문용어를 사용하고 처음 들어보는 혈점이나 어디가 좋아지고 나빠진다는 그런 시시콜콜한 이야기들은 결국 좋은 재료들을 모아놓고서 맛있는 음식은 만들어낼 수 없는 요리사와 같다.

　반포에 사시는 50대 유 모 씨는 두통이 심해 추석 전전날 왔었다. 필자가 손목을 잡고서 잠깐 있는 사이

　"선생님, 그 부위는 잡는 것은 어디가 좋아지라고 잡고 계신가요?"

라고 질문을 대뜸 했었다.

이미 수없이 한의원에 다니고, 마사지를 받다 보니 몸의 누르는 곳과 특정 지점을 잘 알게 되어서 질문했을 것이라 속으로 생각했다. 그토록 혈점의 도사들이 모여있는 한의원에서는 왜 고치지 못했을까?

어느 경혈 점 365개의 혈점을 이야기하는 것은, 단지 머릿속에 지식을 펼쳐놓은 것일 뿐, 몸이 좋아지는 데는 한계가 있었기에 필자에게 와서 팔을 꺼내놓았을 것이다.

그래서 앞으로

"어느 근육을 만지거나 어떤 혈점, 신경이란 말을 들으려 하지도 말고, 외우려 하지 말고 그럴 시간 있으면 좀 더 재미있는 일을 하세요!"

말씀을 드렸었다.

물론 그 후로는 어딘가 불편하면 심지어 신장이 나빠서 소변의 불편함, 두통, 불면, 몸의 부종, 숨쉬기 힘든 것들을 해소해 가는 과정에서도 더 이상의 질문도 받지 않았다. 신장이 좋아져서 병원에 검사조차도 받으러 가지 않게 되었을 때도

"신장이 좋지 않았던 내가 죽염을 먹고 있었네!"라고 할 정도로

무엇을 주거나, 근육을 만지던 묻지 않고 시키는 대로 즐겁게 따라와 주셨었다.

근육 이름이나 신경 이름을 외우려 하지 않고 그냥 엉덩이를 이용한 발걸음을 통해 다이어트는 물론 허리 통증과 무릎 통증, 어깨 통증.

목 통증, 그리고 두통과 호흡에 대한 부분까지도 골반에서 시작해 풀어 나가야 한다.

흔히 약물 치료, 도수 치료, 침술, 추나요법, 카이로프랙틱 등이 좋다고들 한다. 처음에는 효과가 있는 것처럼 보이지만, 결국 예전처럼 아프게 되면 이제는 근육이 아니라 신경으로 전가해 버리고 나 몰라라 하는 경우가 많다.

"당신의 신경이 예민해서 다른 곳에 가서 치료해보셔야 합니다."

라고 에둘러 말하는 것은 몸에 대한 지식은 많지만, 꿰어서 엮지 못하다 보니 쉽고 쉬운 몸을 어렵게 힘겹게 치료하는 것이다.

처음부터 운동하라고 하지 않는다. 몸을 만들어 천천히 굴리는 것부터 그리고 걷고 천천히 운동하라고 한다. 또 수술하고서는 무조건 운동하라고 해서 불편한 몸으로 2시간씩 운동하라는 이야기에 심지어 진통제까지 먹고서 운동하시는 분들도 계신다.

그렇게 힘겹게 운동할 바에는 수술하기 전에 2시간이 아니라 1시간만이라도 운동을 했더라면 수술까지 하지 않을 수도 있었을 것이고, 한순간의 판단이 몸을 좋게 하기도 하고 흐트려놓기도 하는 것이다.

5-5. 골반이 움직이면 대박! 뱃살이 1분 만에!

뱃살이 사라지는 것이 아니라 실제로는 뱃살이 보이지 않게 하는 것이다.

TV 홈쇼핑에서 많이 광고하는 보정속옷의 경우 탄력밴드 살을 마구 밀어 넣고 살을 옷 속에 넣을 때는 없어 보이지만, 옷을 벗게 되면 다시금 빠져나오는 뱃살을 보게 되고 몇 년이 지나도 뱃살은 절대로 빠지거나 사라지지 않는다.

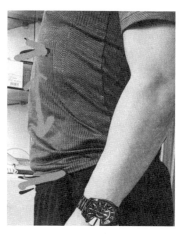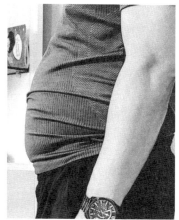

왼쪽 그림은 다이어트가 필요한 분의 모습이고, 배가 많이 나와 있는 어느 분의 모습입니다. 그림과 같이 배가 많이 나왔는데 어떻게 1분 만에 뱃살이 사라질까?

가위로 오려내는 것도 아니고 보정속옷에 살짝 감추는 것도 아닌, 바로 골반의 위치를 어느 쪽에 가도록 하는 것이 포인트다.

몇 분 만에 사라져버리는 뱃살을 처음에는 도움을 받아서 조정하고, 그다음엔 본인들이 골반의 위치를 바꾸어 뱃살을 조정하는 것이다. 곧 골반의 위치를 바꾸어 주고 몸통의 모양을 바꾸는 것만으로도 몸은 편해지고 뱃살까지도 사라지게 만든다. 바른 자세를 만든다는 것은 뱃살은 없어져 보임과 동시에 뱃살로 인해 스트레스받는 일이 없게 한다.

의자에 앉아있을 땐 뱃살이 많이 나와있는 것처럼 보이지만, 일어서면 뱃살이 덜 보이게 하는 원리이기도 하다.

스트레칭이나 요가를 하면 자세가 바르게 되어 며칠 만에 날씬하게 보이는 효과가 생긴다. 요가가 다이어트에 도움이 된다는 광고를 믿고 요가를 하면 며칠 만에 초기에 몸의 라인이 생겨 뱃살이 들어가 보이고 다이어트 효과가 커보인다.

뱃살을 없애기 위해 구슬땀을 흘려가면서 뛰는 마라톤보다 단 자세를 바꾸는 것이 효과가 크게 나타난다. 요가의 경우, 처음 몇 개월은 음식 조절하고 굽혀졌던 몸이 펴짐으로 살이 빠지는 듯 보이지만, 결국 오래가지 못해 포기하게 되는 것은 근육량을 많이 사용하고 지속적인 근육운동이 살을 찌지 않게 함과 동시에 건강을 유지하는 데 중요한 부분이라 할 수 있다.

5-6. 골반으로 하는 다이어트!

다이어트는 정말 살을 빼야 하는 분들과 자세를 먼저 만들어주어야 하는 분들로 나뉘는데, 자세를 바르게 만들어주는 것만으로도 쉽게 뱃살이 적어 보이는 효과에 이어 바른 자세로 운동하면 그만큼 다이어트 효과는 커지게 된다.

다이어트에서도 바른 자세, 근육을 강조하는 것은 지속적인 시간과 높은 운동 강도에 따라 근육의 사용 빈도와 에너지를 많이 사용함에 따라 다이어트 효과가 커지고, 요요가 없고 건강한 다이어트를 위해서는 무엇보다 선행되고 간과해서는 안 되는 부분이기 때문이다.

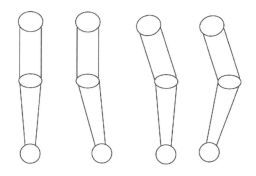

그럼 같은 시간 동안 운동을 한다면 어떤 운동, 즉 어느 근육을 사용하는 것이 다이어트에 도움이 될까? 다이어트 효과를 찾기 위한 조

건들을 생각하면 조금 움직여서 땀이 나는 근육을 찾아서 사용해야
한다.

위에서 말하는 조건, 즉 작게 움직여도 연관된 근육의 움직임으로
몸에서 쉽게 몸에서 열이 나고 땀이 날 수 있게 하는 곳, 바로 골반을
움직일 때 효과가 극대화된다.

5-7. 골반을 움직이면 살이 빠진다

평상시 걸을 때 발만 움직이면서 걷는 분들이 많다. 즉 엉덩이는 전혀 사용하지 못하고 무릎 아래 다리 근육만 사용하게 되는 것을 느끼실 것이고, 머리만 좌우로 움직이면 단지 어깨 부근까지 근육만 움직이게 될 것이다.

그러면 이번엔 2번째 그림처럼 골반을 좌우로 한번 움직이면 발가락부터 목의 근육까지 덩달아 움직여짐을 느낄 것이다.

다이어트는 일정한 시간 운동하는 것도 좋지만, 생활 속에서 우리의 근육을 사용해서 에너지를 사용하고 근육을 발달시켜 지방들이 몸에 차지 않도록 할 때 다이어트 효과가 크다.

움직이지 않았던 근육들을 사용하면 근육통을 느끼고 사용하지 않았던 근육들이 움직이게 하고, 그리고 동작이 크지 않으면서 몸의 90% 이상 사용함으로 인해 쉬운 다이어트가 될 것이다.

필자에게 오셨던 당시 74세의 도곡동의 계신 할머니의 경우에는 심장박동기 때문에 마음대로 걷지도 못하고, 운동도 힘들어하셨다. 허리와 무릎에 통증을 느끼셨지만, 골반 운동으로 지하철에서도 빈 좌석이 보일지라도 앉지 않고 서서 운동할 정도로 다리와 허리가 건강해졌다.

2년이 지난 어느 날 전화하시고서는

"아가씨 때보다는 아니지만, 뱃살이 사라져서 전에 못 입었던 옷들을 할머니가 되어 다시 입는 모습에 나도 놀랍다."

라고 말씀하시며, 전화기 속의 웃음이 가시지 않았다.

몸의 제일 큰 근육을 움직이면 뱃살도 쉽게 빠지고, 다이어트는 저절로 될 수밖에 없다.

추후에 다이어트에 대한 좀 더 자세한 책을 쓰겠지만, 다이어트는 잘 먹으면서 제일 큰 근육을 사용하게 했을 때 제일 효과적이고, 기초대사량을 효과적으로 빨리 올릴 수 있느냐에 따라 다이어트 효과는 높아진다.

다이어트를 적게 먹으면서 또 식이요법을 통해 몸무게를 줄여보고자 굶고 덜 먹는 다이어트 방법들은 무모하고 100% 실패할 수밖에 없다. 요요가 온다는 것은, 기초대사량과 근육량을 올리지 못하고 오히려 근육량 감소로 인해 몸이 더욱 망가져서 평생 다이어트의 굴레에서 벗어날 수 없다.

다이어트는 무조건 3끼를 배불리 먹으면서 몸무게가 늘거나 유지를 하게 되고 근육이 늘고 지방이 주는 효과로 인해 2주, 3주 사이에 사이즈가 줄어드는 것이 눈에 보이게 된다.

몸무게는 늘더라도 몸의 사이즈가 줄어들 때 건강한 다이어트가 되고, 또한 요요 현상은 절대로 일어날 수 없다.

수십 년간 생활이 다이어트라고 하시는 분들께 드리고 싶은 말이기도 하지만, 다이어트를 권하는 분들도 이 점은 다시금 상기했으면 한다.

굶는 다이어트가 정석이라고 말하는 자칭 전문가라는 분들께 정작 본인들의 뱃살은 왜 못 빼는지 먼저 물어보시는 것을 잊지 마시기를 바란다.

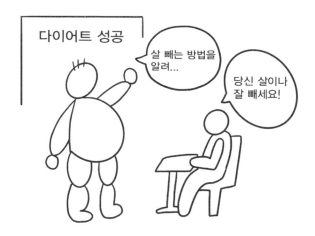

5-8. 골반이 틀어졌을 때 잡는 포인트

물고기가 있는 곳에 낚싯대를 드리워야 물고기도 잡히듯이 사람 몸의 통증의 원인을 정확히 알아야 통증도 사라지게 된다.

허리 디스크나 목 디스크에서 방사통이라고 하는 부분들과 유명 의학책에 나오는 통증점, 압통점들에 대한 근육의 위치들이 자세하게 표시되어있는 전문 서적들을 보고서도 정확히 그곳을 찾지 못해 통증을 못 잡는 것이 아닌 큰 그림을 그려야 하는데 아직도 협소한 생각으로 그 부분과 연관된 근육이 문제가 있다고 여겨 열 번 또 그 이상 치료하다 안 되면 신경에 문제가 있는 것 같다고 하며 다른 곳에 가서 치료하라는 식의 눈치를 주는 것이 현실이다.

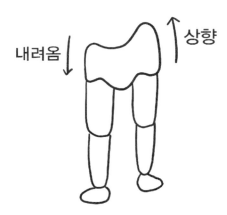

몸의 체형에 따라 다리 길이가 길고 짧게 보이는 것은 두 다리의 길이가 차이가 나서가 아니다.

골반이 한쪽으로 올라가거나 골반이 좌우로 돌아가는 것에 따라 치마를 입게 되면 옆으로 돌아가서 다시금 돌리고 되돌리는 일이 반복된다.

또 무릎에 영향을 주어 오다리가 되고, 한쪽 발바닥을 땅에 쓸고 다니는 듯한 발걸음으로 인해 신발 바깥쪽 뒤꿈치가 심하게 닳는다. 또, 어느 순간 허리 통증과 목의 통증을 호소하게 된다.

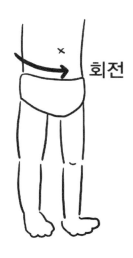

결국은 골반의 위치에 있느냐에 따라 두 다리의 길이가 다르게 보이고, 목의 위치가 바뀌면서 통증이 시작된다.

그럼 어느 곳을 집중해서 공략해야 할까?

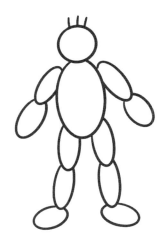

다리의 근육을 집중적으로 풀어줘야 골반이 바로잡힌다.

이 골반이 정위치를 잡는다는 것을 직접 느끼게 되면 몸에 대한 이
해도가 높아지고, 몸에서 통증이 발생하는 원리와 몸이 틀어지고 반
듯해지는 원리를 눈으로 확인할 수 있다.

제 6 부

•

호흡

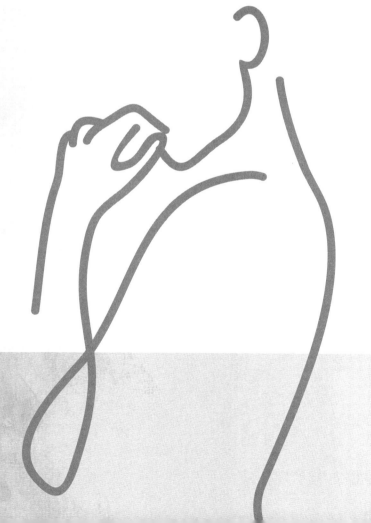

6. 호흡

호흡은 우리가 죽을 때 빼고는 무조건 잘되어야 하고, 운동을 할 때는 더욱더 많은 양의 산소와 이산화탄소의 배출을 위해 많은 호흡량이 필요하다.

호흡이 잘 되고 안 되고에 따라 건강의 척도가 될 수 있고, 발걸음에도 영향을 미칠 뿐 아니라 위장 장애와 공황장애를 겪는 분들의 무기력함과 졸음에도 영향을 미치는 것이 호흡이다.

"살아있는지, 숨 쉬는지 확인해봐!"

6-1. 이런 호흡이 안 될 수밖에 없었네!

앞장에서 피곤하고 조금만 걸어도 힘들어하셨던 반포의 유 모 씨의 이야기를 조금 더 언급하자면, 신장이 좋지 못해서 호흡에도 영향이 와서 조금만 걸어도 숨이 차고 언덕길을 올라가면 몇 번이고 멈춰서 거친 숨을 몰아쉬어야 했다. 그냥 걷는 것도 숨이 차서 못 걷는다 할 정도였다.

그는 승모근이 불끈 튀어 올라 거북목과 라운드 숄더였다. 그리고 위장이 좋지 못해 몸을 펴고 바른 자세를 배우기 위해 몇십 년을 고생 했지만, 필자에게 처음 왔을 때 거북목에 승모근이 높이 올라와 있었던 것만 봐도 배웠던 것들이 호흡과는 상관없는 그냥 이론적인 학습으로만 끝나버렸던 몸 교육이었다는 것을 알 수 있었다.

승모근이 올라와 있다는 것은 4장 「목」 편에서 이야기했지만, 그만큼 몸이 앞으로 많이 구부러져 있다는 것이고, 곧 흉곽이 쪼그라들어 등 쪽이 굽어있는 모습으로 몸이 굽어진 만큼 호흡에도 영향을 미치게 된다.

특히 「위장 장애, 공황장애」 편에서도 다루었지만, 몸이 구부러져 있다는 것은 몸의 장기를 누르고 또한 장기들의 움직임에 장애가 되는 몸의 구조로 인해, 폐호흡에 있어 폐가 풍선처럼 부풀렸다가 오므라드는 과정이 잔뜩 움츠린 갈비뼈의 영향으로 폐의 팽창운동이 되지 못하게 된다.

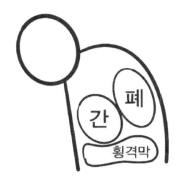

　우리가 복식호흡을 하라고 하는 이유도 '폐의 공간 확보' 측면에서 볼 때 횡격막을 위아래로 밀고 당김 운동을 통해 폐의 공간을 확보하기 위함인데, 그림처럼 몸이 구부러져 있게 되면 횡격막을 밑으로 밀어낼 수 없다.

　호흡의 불편함을 호소하는 분들이 복식호흡을 몇 년씩 배우는데도 호흡이 잘 안 되는 이유는 몇 초간 들이쉬고 내쉬고의 시간 문제가 아닌, 즉 몸의 구조가 호흡을 하는 데 지장을 받고 있다고 보는 것이 이해하는 데 도움이 된다.

　몸에 대해 알고 호흡을 배우는 것이 순서가 맞는 것이지 무조건 복식호흡이 좋다고 해서 호흡을 하면 조금의 도움은 될지언정 근본적인 해결안이 될 수가 없다는 것을 아래 그림 하나만 보아도 알 수 있다.

　다시 반포의 유 모 씨의 이야기로 돌아가면 며칠 만에 필자에게
　"선생님, 제가 뛸 수 있을 것 같아서 조금 뛰어 봤더니 뛰어져요! 어

떻게 이런 일이 일어나죠?"

라고 신나서 질문하셨다. 이 질문의 답은

"몸이 펴지면 호흡까지도 좋아지게 할 수 있다." 이다.

조금만 걸어도 호흡이 차고 힘들었던 분이 며칠 만에 폐가 좋아지는 것은 불가능하지만, 폐의 움직임을 좋게 하는 공간을 만들어주는 것만으로 며칠 만에 뛰고 호흡이 되는 것은 가능하다. 기존이 지식을 버리고 몸의 구조를 새롭게 이해하면 이러한 기적 같은 일들이 벌어지게 된다.

6-2. 횡격막이 열려야 호흡이 쉬워진다

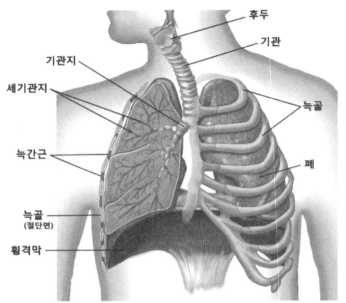

(출처: 네이버 지식백과)

몸이 굽혀지면 호흡이 힘들다는 것은 흉곽이 닫히고 폐의 움직임을 막기 때문이다.

위장 장애를 겪는 분들은 당연히 호흡하는 데 문제가 있다. 폐가 문제가 되어 호흡이 안 되는 것이 아니라, 위장 장애에서 위의 가동 범위가 좁아지듯이 폐의 가동 범위가 좁아지면 자연히 호흡량이 줄어들게 된다.

−폐의 가동범위를 넓혀라.

"폐의 가동범위를 넓혀라."라고 이야기하다 보니 자연히 요즘에는 횡격막에 관한 연구들도 많이 해서 횡격막에 대한 중요성들이 조금씩 나오기 시작했다. 횡격막은 몸이 굽혀지면 닫히게 되어있어 몸이 열려야 횡격막이 항상 열린다.

제아무리 옆에서 누가 횡격막을 누르고 횡격막을 넓힌다고 해서 횡격막이 넓혀져 있는 상태로 있지 않는다. 마치 풍선이 바람 빠지면 제 위치로 돌아가듯 횡격막이란 것은 풍선처럼 제자리로 돌아가기 때문이다.

그럼 횡격막을 넓게 해주는 방법은 무엇일까?

횡격막을 잡고 있는 몸의 흉곽을 먼저 열면 자연히 열리게 된다.

6-3. 호흡을 병원에서 좋게 해줄 수가 없었네

   호흡은 몸의 구조적인 부분으로, 단지 횡격막이나 폐의 기능성 문제나 체질을 이야기하면 호흡에 대한 답이 나오지 않는다. "무슨 호흡을 하면 좋아진다."라는 말에 호흡법을 배우고 명상을 배우는 것은 우스꽝스러운 일이다.

   또 체형 교정을 가르치시는 교수님들의 경우도, 물론 횡격막을 내려서 호흡을 하는 복식호흡과 횡격막을 열어주는 마사지를 알려주기도 하지만, 횡격막이 어떻게 열려야 하는지 모르기에 횡격막 마사지만 하라고 하고 횡격막에 위가 따라 올라갔느니 이상한 논리로 강의를 한다. 이를 듣는 학생들이 불쌍하게 보이는 것이고, 답이 나오지 않는 방법과 학문을 답습하고 있음에 답답함을 느낀다.

   용산에 있는 78세 심 선생님은 작년 코로나로 인해 입원까지 했다가 음성판정을 받고서 겨우 병원에서 퇴원했는데 불구하고 호흡이 힘들어져 산소호흡기를 집에서도 의지해야만 했었기에 필자에게 오시라고 했었다.

   들숨 날숨을 임의로 하면서 말을 하거나 음식을 드신다는 것은 옆에서 보기에도 쉽지 않았었지만, 필자를 만나시고서 5분도 안 되어 자연 호흡이 되신다면서 이 정도의 자연 호흡이면 산소호흡기를 없어도 될

듯하시면서 며칠 후에 렌탈한 산소호흡기를 반납하셨었고, 1년여가 지난 지금도 편히 잘 계신다.

호흡이란 것이 외부에서 산소를 넣어주는 것도 중요하지만, 결국 호흡이 될 수 있는 환경을 만들어 주었을 때 숨 쉬는 것조차 편해지는 것이다.

닫혀있는 폐를 어떻게 풀어야 하는지 전혀 이해하지 못하고서 폐를 연구하다 보니, 무엇을 먹으면 폐가 좋아진다는 한약과 건강식품만 돌아다니게 하는 식품 장사꾼들 속에 결국 피해는 환자들만 보게 되는 것이다.

6-4. 어머! 호흡이 몇 분 만에 이렇게 쉽게 되나요?

필자에게 오시는 분들이 한결같이

"어떻게 몇 분 만에 숨쉬기가 편해지죠?"

라고 한다. 몇 분 만에 호흡이 저절로 쉽게 되게끔 몸을 만들면 자연스레 깊은 호흡과 함께 많은 양의 호흡을 할 수가 있게 되고, 숨을 쉬면서 가슴 통증들을 느끼지 않게 하기도 한다.

폐가 그렇게 강한 축구선수들도 후반전 휘슬이 울리면 모두 무릎을 잡는데, 이는 호흡을 편하게 하기 위함이다. 여러분들께서도 선수들처럼 무릎에 손을 얹고 호흡을 해보시면 호흡이 편해짐을 느낄 수 있다. 힘들게 뛰었던 선수들이 왜 무릎에 손을 얹고 가쁘게 숨을 몰아쉬는지 알게 된다.

"반듯하게 서있지 않고 굽혀있는데 그럼 선생님 논리가 맞지 않네요?"

과연 그럴까?

그럼 똑같이 따라 해보면 된다.

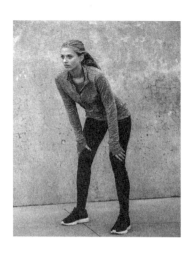

그림을 보면 선수들의 무릎에 올라간 손이 보이고 팔이 펴져 있다는 사실에 주의해서 보아야 한다.

즉, 선수들이 가쁜 숨을 몰아쉬는데 팔을 쭈욱 펴고 무릎에 얹는 것은 무릎의 힘을 빌려 어깨를 뒤로 젖히는 효과를 발휘함으로써 흉곽을 열어주는 효과를 준다.

등 쪽은 들어가게 해서 깊은숨을 들이켠다. 심지어 축구경기 중에도 호흡이 딸리면 무릎에 손이 올리는데, 이러한 선수가 보이는 즉시 선수가 지쳤다는 것을 알고 감독은 선수 교체를 준비하게 된다.

축구선수들은 짧은 시간 동안 호흡을 안정시키기 위해 사용하는 방법이지만, 우리도 평소에도 숨이 잘 쉬어지지 않으면 이런 자세를 취해야 한다. 필자가 호흡이 짧은 분들이나 위장 장애, 공황장애 분들에게 첫 번째로 알려드리는 폐의 공간을 확보하는 자세이기도 하다.

이 자세로 호흡이 편해짐으로 인해 공황장애 분들이 다시금 호흡에 대한 고민을 하지 않게 되고, 오랫동안 호흡을 공부하고 호흡을 잘하기 위해 노력했던 분들조차도 단 몇 분 만에 호흡이 좋아짐을 몸으로 느끼게 된다.

"몇 센티미터 위의 공기가 이렇게 좋은 줄 몰랐죠?"

굽었던 몸이 펴짐으로 인해 키가 커지는 것은 당연한 것으로 직전보다 몇 센티미터 높은 공기를 마시는 기쁨을 누리자는 이야기지만, 숨쉬기 좋은 자세를 만들어간다는 것이 자세가 반듯해짐으로 높은 공기를 마시게 되는 것이다.

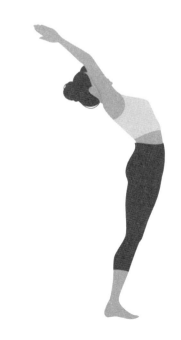

6-5. 호흡이 잘되니 피부도 너무 좋아졌어요!

　호흡이 잘된다는 것은 산소가 잘 들어오는 것이고, 또 이산화탄소가 많이 그리고 빨리 빠져나가는 것이다.

　「위장 장애, 공황장애」 편에서도 이야기를 했지만, 변비가 피부를 거칠게 하고 얼굴에 자꾸 무엇이 나게 하듯이 호흡이 힘들어지면 탁해진 혈액이 오랫동안 몸속에 머물러 있게 된다.

　호흡을 한다는 것은 이산화탄소로 탁해진 혈액을 산소로 가득 찬 맑은 혈액으로 만들어주는 과정이다. 폐에서 교환작업을 하고, 같은 시간 동안에 호흡량에 따라서

　"피곤하다! 덜 피곤하다!"

　를 느끼게 된다. 따라서 호흡을 잘하면 장기들이 생생해짐으로 인해 피부까지도 영향을 미치게 된다.

　"호흡이 잘 안 되는 분들의 특징은 피부가 거칠다."

　호흡이 잘 된다는 것만으로 나이를 가늠할 수 있고 또한 몸에 피로도가 쌓여있게 되는지에 대한 건강까지 가늠할 수 있다.

　수년 전에 일본에서 산소를 파는 산소카페가 뉴스에 나온 적이 있었다. 결국, 산소를 마셔서 몸의 피로를 풀고 하루를 기분 좋게 마감한다

는 것은 우리의 호흡이 호흡량과 비례한다고 보면 된다.

"운동을 하면 건강해진다!"

운동을 하면 늘어난 호흡량만큼 호흡을 깊게 하여 몸속의 노폐물을 쉽게 밖으로 뽑아내므로 세포들도 살아나게 되고 몸에서 나는 나쁜 냄새들도 자연히 사라지게 된다.

나무의 피톤치드가 우리의 피로도를 줄여준다는 논문들도 있지만, 산에 오르면 깊은 호흡을 하게 되고 깊숙한 곳의 나쁜 것이 빠져나가고 신선한 공기가 빠르게 몸속으로 전달됨에 따라 피로도가 떨어지는 효과를 볼 수 있다.

6-6. 어머나! 이렇게 흉곽을 넓혀요?

앞에서도 설명했지만, 호흡법을 배우려 몇 년을 다녀도 호흡이 안 되는 부분은 호흡의 기본을 무시한 채 몸의 공간에 대한 부분은 생각하지 못했기 때문이다. 단지 횡격막이나 폐를 가지고 호흡량을 늘려보려고 했어도 호흡이 하루아침에 좋은 호흡이 되지 못하고, 몇 달, 몇 년이 되어도 갑갑한 호흡밖에 되지 못했다.

호흡이라고 하면 풍선을 부는 연습을 하라고 하는데, 그림처럼 풍선이 늘어날 공간은 결국 밑부분 횡격막밖에 없다는 것이 지금 현재 의학을 공부하는 학생이나 가르치는 분들의 논리다. 풍선으로 벽돌로 쌓인 담을 넓힌다는 생각을 하고서 풍선으로 폐활량이 좋아진다는 논리를 펴고 있다.

물론 풍선을 불어서 폐활량이 좋아진다는 것은 일정 부분 인정할 만하지만 이제는 오른쪽 그림의 경우와 같이 달라져야 한다.

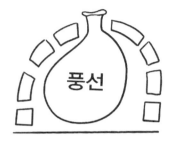 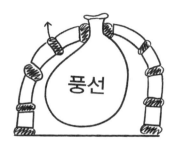

왼쪽 그림은 횡격막을 여는 것을 설명한 것이다. 단단하게 벽돌로 둘러싸인 곳에 풍선을 분다면 밑에 있는 얇은 곳으로 풍선이 밀고 내려오게 하는 방법이 횡격막을 내려서 호흡을 하는 방식이다. 풍선을 불어서 호흡을 크게 해서 벽돌과 횡격막을 밀어내는 힘을 길러내자는 이론이다.

필자의 횡격막 원리는 먼저 횡격막을 그리고 횡격막을 둘러싼 갑갑한 벽돌의 공간을 넓게 해서 풍선의 바람이 들어오더라도 벽돌에 구애받지 않고 풍선이 크게 불어지는 방식이다.

오른쪽 그림을 보면 같은 그림이지만 벽돌과 벽돌의 사이가 벌어져 있다. 풍선을 불기 전에 이미 벽돌의 간격이 넓어져 풍선의 공간을 확보하고, 풍선이 줄어들면 자연적으로 줄어드는 효과로 인해 횡격막에 크게 영향받지 않고도 호흡이 잘 되는 원리이다.

벽돌의 간격이 넓어졌다는 것은, 곧 뼈의 움직임이 부드러워짐을 이야기하고, 갈비뼈의 움직임이 쉽게 움직이는 유연함을 보일 때 흉곽이 넓어져서 호흡은 자연스럽게 편해진다.

왼쪽 그림의 사람들의 특징은 몸이 뻣뻣하고 딱딱함을 느끼게 되는 특징이 있지만, 흉곽을 열어주면 어느 사이 부드러운 호흡을 하게 된다. 춤을 못 추던 사람이 자연스럽게 춤을 사람이 될 정도로 갈비뼈들 움직임이 부드럽게 느껴지고, 숨을 쉴 때마다 흉곽이 쉽게 열려 숨 쉬는 것이 편해진다.

단 몇 분 만에도 일어나는 일이지만, 되지도 않는 논리로 사람들의 호흡을 좋게 한다고 하며 호흡에 대해 강의하고 분들로 인해 여전히 고객은 숨 쉬는 것을 힘들어한다.

6-7. 1분 만에 배우는 복식호흡

기존의 복식호흡은 몇 년씩 배워도 잘 안 되지만, 필자의 방법으로는 1분 만에 배울 수 있다. 1분으로 평생 건강하게 호흡하는 호흡법을 알려드리고자 한다.

호흡은 갓난아이들 호흡 같아야 잘 쉬어지는 것이다. 누워서 잠자는 아이들의 경우 불룩한 배가 올라갔다 내려갔다 하지만, 아픈 분들의 경우는 숨이 금방이라도 넘어갈듯 급한 숨을 쉬고 호흡이 안 되고 힘들어한다.

나이를 먹으면서 아이들처럼 배로 숨 쉬는 방법을 잊고, 가슴으로만 헐떡헐떡 숨을 몰아쉰다. 배로 숨을 쉬어보라고 하더라도 숨을 잘 못 쉬는 경우가 부지기수이고, 배를 움직여 숨을 들이마시고 내뱉는 것을 해보라고 해도 배는 전혀 움직이지 못한다.

갓난아이들은 숨을 들이쉴 때마다 배가 불쑥 올라왔다 내려간다. 아이들 호흡하는 것을 잊어버렸으므로 숨 쉬는 것이 힘들었을 것이다.

1분 만에 배워서 평생 유용하게 써먹는 방법을 그림으로 그려보았다.

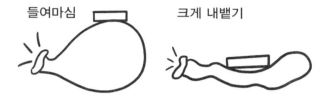

들여마심   크게 내뱉기

그림처럼 누워서 숨을 들여 마실 때 배가 올라오고 내뱉을 때 자연스럽게 배가 쑤욱 들어가게 해보자.

"이게 왜 안 되죠?"

처음에 안 되는 분들이 많다.

이제는 누워서 휴대폰을 배꼽 위에 올려놓고

배 위의 휴대폰을 들어 올린다고 생각하고 숨을 크게 마신다.

그다음 반대로 휴대폰이 등에 붙는다는 생각으로 숨을 모두 뱉어낸다.

즉, 숨을 들이마실 때는 휴대폰이 올라가고, 숨을 내쉴 때는 휴대폰이 내려오는 것이다. 들이마시면서 휴대폰이 올라오고 또 내려가는지 확인하고, 내려갔다 올라갔다가 잘 된다면 호흡은 잘 되는 것이다.

6-8. 골반 호흡이 호흡을 좋게 한다는 이론을 세상에 알린다

골반이 호흡을 좋게 한다는 것을 모르기에 횡격막이 어떻고, 어떤 호흡법을 배워야 한다는 이야기를 하게 된다.

골반이 위치를 바로잡아야 호흡이 좋아진다는 이야기는 처음 들어보는 이론일 것이다. 이것 또한 필자만의 이론과 새로운 방법이다. 어느 곳에서 시도하지 못한, 너무나 쉬운 호흡 방법이다.

호흡이 힘들어짐을 느끼는 것은 신장이 좋지 않거나 심장에 의한 것도 있지만, 일반적으로는 나이를 먹어가면서 숨이 잘 쉬어지지 않는다는 이야기를 듣게 되고, 뒤로 굽어서 호흡이 불안정해지고 숨 쉬는 것이 힘들어진다.

챕터를 나누다 보니 허리, 목, 위장 장애, 호흡, 다리 부분으로 나누었지만, 결국은 모든 출발은 골반에서 시작된다.

골반이 어떻게 호흡을 편안하게 할까?

"단전호흡, 횡격막 호흡은 들어봤는데, 골반 호흡이라니!"

호흡은 골반으로 하는 것이다. 단언컨대 골반이 움직이지 않으면 호흡은 절대로 좋아질 수 없다.

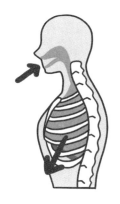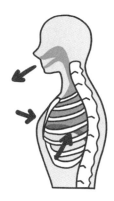

횡격막이 바뀐 듯이 보는데 정말 위치가 바뀌었을까?

같은 그림 다른 느낌의 차이를 알아야 한다.

골반의 위치에 따라 횡격막의 위치가 다르게 보이고, 가슴의 높이도 다르게 보이는 것이다.

횡격막을 넓혀서 호흡을 좋게 한다는 논리는 맞는 것 같지만, 몸에 대해 전혀 모르면서 하는 말이다.

횡격막 마사지, 횡격막 호흡은 그럴싸하게 들리지만, 말만 앞세우는 이론일 뿐이다.

−골반이 호흡을 좋게 한다

몇 분의 시간이면 호흡이 좋아지는 방법으로 높은 쪽의 공기를 마시며 살자.

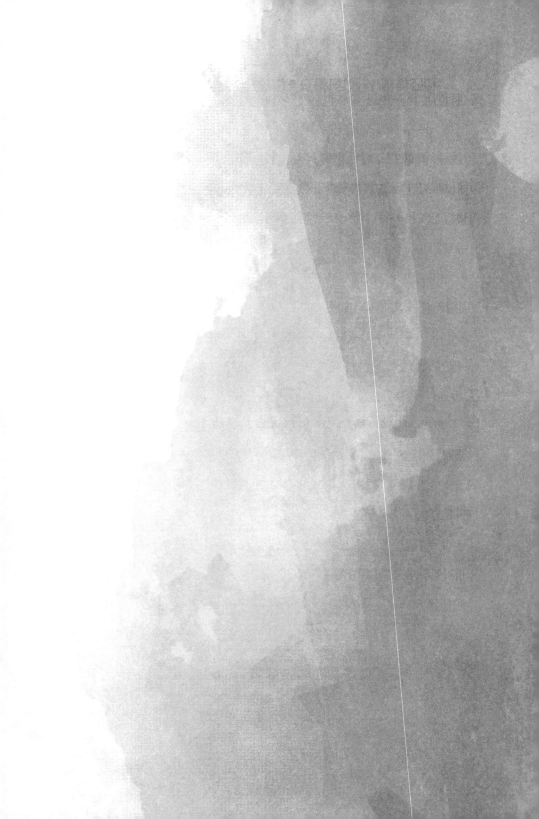

제 7 부

●

두통

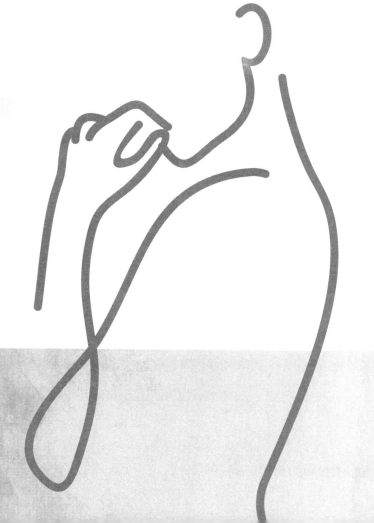

7. 두통

머리가 아프다는 것은 컴퓨터에 자판이 말을 듣지 않는 것과 같이 아무리 자판을 두드려도 본체가 말을 듣지 않는 코마 상태라고 해도 무방하다.

7-1. 두통이 몇 분 만에 잡히네요?

A 군은 연예기획사에서 가수를 꿈꾸는 청년인데, 어머니를 따라 왔다.

"갑자기 두통이 와서 약 먹고 검사해도 이상이 없는데 어떻게 했으면 좋겠습니까?"

곱상한 얼굴이었지만 이미 턱도 조금 돌아가 있고, 몸은 반듯해보이지만 틀어진 것이 보였다.

"5분 정도면 두통은 사라질 것 같습니다!"

말씀을 드리고 선 자세에서 자세를 바르게 만들어주고, 아몬드 하나를 입에 넣고 씹어 먹어보라고 하면서

"어때? 한쪽으로만 씹었었는데 반대쪽 치아를 이용해서 씹어보니까?"

"어, 정말 신기하네요! 한쪽으로만 씹었었는데 반대쪽으로도 잘 씹히네요!"

몸이 틀어지면 씹는 것도 문제가 되고, 두통에 제일 큰 문제가 된다.

어지럽거나 머리의 통증은 어떤 일도 할 수 없기 때문이다.

5분 정도 시간이 지나

"두통은?" 하고 물으니

"안 아파요! 머리가 맑아졌어요."

라고 했다. 그 후로 어머니와 몇 번 통화했지만, 두통에 대한 고민은 더 이상 하지 않는다고 했다.

아이들 몸이 틀어짐은 두통으로 올 수 있다. 반듯하게 서는 것만으로 얼마든지 자기 하고 싶은 일을 할 수 있다는 것이다.

7-2. 두통이 안 잡혀서 머리를 잘라내 버리고 싶었어요

    필자를 찾아온 48세 여성은 20년 이상 두통 때문에 머리를 잘라내 버렸으면 좋겠다고 할 정도로 두통을 앓고 사셨으나 두통이 사라지자 세상이 달라 보인다고 했었다.

    "두통으로 베개로 머리에 때리고, '벽에 부딪혀서 두통이 사라질까? 머리가 없으면 통증도 없을 텐데.'라며 통증을 호소하고 힘들어했던 나날들을 돌이켜보면 사는 게 사는 것이 아니었다."
    라는 말씀을 하셨다.

    필자는 두통에 시달려본 적이 없지만, 두통이 있던 분들이 만나면 똑같이 머리를 떼어버리고 싶다고 하셨다. 눈으로만 공감을 했을 뿐 손을 맞잡고서 그렇게 고통의 나날이 옛일이 되어 웃을 수 있고, 머리가 달려있음에 감사하게 생각하게 되는 날도 있다는 것이 신기해하는 모습은 이 일을 하는 필자에게도 큰 즐거움이 된다.

    '두통약을 먹었는데 왜 낫지 않았을까? 약 먹으면 되는데.'라고 생각하 겠지만, 두통약은 일시적으로 통증을 완화시키는 데 관점을 둔 약이다.
    두통으로 수시로 먹게 되는 약은 눌려있던 혈관이 다시금 확장하면 서 머리를 꽉 차면서 터질듯한 두통이 다시금 오게 된다.

약에 대한 설명을 자세하게 설명하지 하지 않더라도 약을 수년간 복용을 하더라도 두통을 없애주지 못했다는 것만으로도 약은 두통에 도움이 되지 못했음을 알아야 한다.

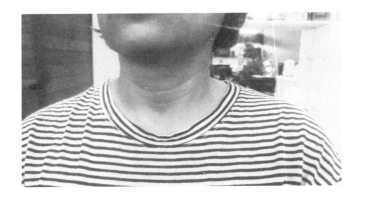

7-3. 두통의 원인이 머리가 아니었네?

두통이 있어 검사를 하고, 다른 곳에 가서 또 검사를 해도 나오지 않는 이유는 머리에 원인이 있지 않기 때문이다.

두통은 굽어진 몸을 가진 분들은 한 번 정도는 겪게 되고, 거북목이 심해질수록 두통은 언제든 발생할 수 있게 된다.

두통에 있어서도 바른 자세를 만들어주는 것이고 목을 반드시 펴주는 것이지만, 근본적인 것 거북목, 일자목을 반듯이 펴주는 곳이 없다 보니 원인 모를 두통으로 몇십 년을 고통으로 살아갈 수밖에 없었다.

48세 김상희 님의 경우에도 처음에 만난 장소는 어느 지하철역의 길다란 의자가 있는 조금만 공원이었다.

필자가 있는 곳까지 오라고 해도 도저히 힘들어서 중간 지점에서 만났는데, 중간 지점까지만 오는 것도 너무 힘들었고 고통의 시간이었다고 말할 정도였다.

과외 선생님이셨는데, 중간고사나 기말고사처럼 학생들 시험이 끝나는 시점은 무조건 응급실에 실려 갔다고 했다. 머리뿐 아니라 온몸이 통증으로 연결되어있어서 삶이 고통의 시간이었다고 할 정도였다.

김 선생님의 경우에도 과외의 오랜 학습 시간 동안에는 학생들과 같이 머리를 숙이고 책상에 머리를 맞대는 자세다 보니, 거북목에 라운드 숄더가 심해 승모근에 큰 곰이 두 마리 올라가 있는듯한 무게감을 가지고 있었다. 정말 죽고 싶을 정도로 너무 힘들고, 두통이야 말할 것도 없이 머릿속이 터져버릴 듯한 통증에 고통을 호소했었다.

직업을 바꾸어야 할 정도이지만 이것도 힘든데 다른 일을 한다는 것은 더욱 힘들 수밖에 없고, 병원에서야 쉬어야 낫는다고 하지만 쉬지도 못 했다. 왜 두통이 시작되었는지는 이해도 못 하기에 약만 주고 진정시키라고 하는 방법들은 결코 해결책이 될 수 없었다.

지나가는 사람들이야 아랑곳하지 않고 벤치에 누이고 몸을 펴는 데 집중하고 돌려보낸 이후로 그렇게 심하던 두통도, 두 마리 곰도 사라진 것이 인연이 되어 지금도 지하철 공원 벤치 이야기를 하면서 전화하다가 깔깔깔 웃어대곤 한다.

지금은 사람이 되었노라고. 살 것 같다고.

7-4. 머리가 맑아지니 살 것 같아요

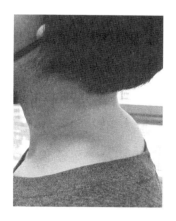

　한번은 안양에서 허리가 아픈 남편이 우리 와이프가 머리가 너무 오랫동안 많이 아파하는데 그것도 가능하냐고 같이 가도 되겠냐고 하면서 필자에게 온 적이 있었다. 병원도 아니고, 연구소도 아니고 그냥 조그만 곳이 이상했는지 와이프는 연신 이리저리 둘러보고 병원에서도 못 고쳤는데 이런 곳에서 고치겠냐라는 눈빛으로 시선을 피하고 이야기만 듣고 있었다.

　얼마나 아팠는지 돌아서면 까먹고 안양에서 지하철을 타고서도 혼자서 오기 힘들다는 이유가

　"지하철 출구를 찾는 데도 머리에서 전혀 감각이 없어서 오르고 내리고, 또 어느 곳으로 가야 할지 전혀 감이 잡히지 않아서 집 밖을 나가는 것이 늘 고역이다. 남들은 10분이면 왔다 가는 거리인데도 몇 배

의 시간이 더 걸릴 수밖에 없는 머리가 되었다."

라고 했다. 수없이 남편을 따라 이곳저곳을 헤매며 다녀봤지만, 고질이 된 머리에서는 여전히 머릿속에서 전기드릴이 달달달 하고 머리를 파는 듯하고, 돌들이 부딪혀 돌아다니는 듯한 고통에 베개로 머리를 때리고 벽에 머리를 일부러 부딪히게 해서 정말 머리를 몸과 분리시켜버리는 것이 나을 지도 모를 정도로 고통이 따랐던 분이다.

목 디스크를 겪는 분들, 즉 거북목과 일자목을 하고 있는 분들이라면 이미 두통으로 고통의 나날을 살아가고 있음에 안타깝기 그지없지만 이제는 말할 수 있다.

"아 두통이 사라지니 머리가 맑아지고, 삶의 질이 높아지는 것 같다."

제 8 부

●

다리 편

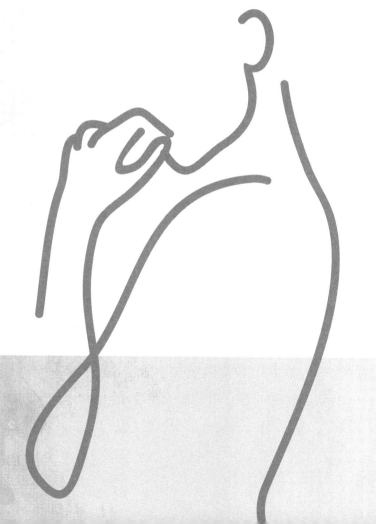

8. 다리 편

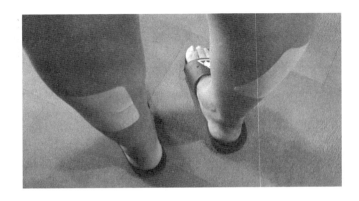

"죽기 3일 전까지는 두 다리로 걸어서 화장실까지는 맘대로 갔으면 좋겠다!"

필자가 아팠을 때 손가락 하나조차도 꼼지락대지도 못하면서도 "다시금 직장도 다닐 수 있을까? 사람 노릇 할 수 있을까? 다시금 사회생활을 할 수 있을까?"

라는 고민을 했다. 고민 중 제일 크게 압박을 가져왔던 것은 화장실이었는데, 두 다리로 화장실만이라도 갔으면 좋겠다고 생각했었다.

일어서는 데도 바로 일어서지도 못하고 화장실을 가려 해도 조카가 동그란 의자를 가져다주면 간신히 그 의자에 의지해서 일어섰다. 이마저도 너무나 많은 시간이 걸렸다. 의자를 옮겨주고 턱을 괴고서 보고 있던 6살 조카의 눈에는 삼촌의 모습이 어떻게 비추어졌을까? 참으로 고통스러운 나날이었다.

책을 마무리하기 위해 오른 산책길에서 계단을 2계단을 남겨놓고서 다리가 아픈지 장성한 아들이 어머니께 등을 내미는 모습을 보았다. 보고만 있을 순 없어, 여행지라서 관광객들이 오고 가며 "무슨 일인 가?" 쳐다보는 사람들을 눈빛이 보이기도 했지만, 어머니의 다리에 힘 좀 넣어드리고 허리를 잠깐 펴드렸다.

두 다리로 잘 걷느냐 못 걷느냐는 것은 그만큼 우리의 삶의 질을 좌 지우지하고, 자존감을 높이거나 떨어뜨리는 요인이 된다.

밤마다 무릎이 아파서 주무르다 보면 어느새 날이 밝아오는 것이 생 활이 되어버린 것이 단지 나이 때문이라고 넘어갈 문제는 아니다.

'걸어서 하늘까지'를 부제로 생각할 만큼 중요한 다리의 세계를 이제 열어보려고 한다.

8-1. 나쁜 자세가 무릎 통증을 가져오게 한다

무릎 아프신 분들은 "무릎 통증으로 걷기 힘들다."라고 말씀을 하신다. 필자의 어머니도 생전에 무릎이 좋지 않으셔서 "세상의 모든 계단이 사라졌으면 좋겠다."라고 하실 정도로 계단을 오르내리는 것을 힘겨워하셨었다.

필자를 찾아오셨던 분 중 반포에 사시는 필자에겐 특별한 분이 계시는데, "무릎을 구부려서 부처님께 절 한번 드렸으면 더 이상의 소원이 없겠다."라고 하시던 분이다. 한쪽 다리를 땅에 끌다시피 하고 바닥에 앉을 때마다 굽혀지지 않는 한쪽의 무릎을 뒤로 빼서 앉곤 하셨다. 무릎이 구부려지지 않아 그런 소원을 말씀하셨다는 것이 당연하게 들렸었다.

"딱딱하게 굳어버린 무릎이 다시금 좋아져서 부처님께 절 한번 드렸으면 좋겠다."

무릎이 굽히거나 앉기도 전에 이미 무릎 통증이 오는 것을 '염증으로 통증이 오고 무릎이 아프다.'라고 생각하고 믿고 또 그렇게 알고 있다.

그러나 순간 자세를 바꾸어 다른 방법으로 무릎을 굽히고 앉으라고 하면 통증이 덜하다. 순간적으로 염증이 사라져서가 아니다. 이는 우리가 고민하는 통증이 염증으로 오는 것이 아니라 바로 우리 몸의 자세에 따라 무릎의 통증을 가져온다는 것을 증명한다. 그만큼 무릎의 위치와 각도의 변화는 통증이 오게 할 수도, 줄어들게도 할 수 있다.

또 통증이 줄어들게 무릎의 각도를 만들고 무릎에 근육을 만들어 잘 걷게 하는 것이 우리가 꿈꾸는 '걸어서 하늘까지'의 꿈을 이루게 하는 중요한 포인트가 됨을 알아야 한다.

무릎의 자세, 즉 무릎의 각도를 이야기하는 것은 어떤 자세를 갖느냐에 따라, 무릎에 체중이 실림에 따라 쉽게 피로하고 통증으로 온다. 연골판이 찢어지거나 그로 인한 염증이나 뼈끼리 맞물려 마찰하게 되면 무릎의 구부림과 펴는 것에 크게 영향을 미치게 된다.

일반적인 무릎에 통증이 오게 되면 허리나 목의 통증의 경우와 같이 통증을 가라앉히기 위한 주사나 침술로 통증을 억제하다 끝내는 연골판을 들어내거나 두 다리를 수술하는 과정을 밟게 된다.

무릎을 수술하더라도 운동을 해야 하고, 수술을 준비 중에도 운동은 해야 한다. 그리고 어떤 자세를 유지하면서 운동의 방법에 따라 통증이 사라지는 것처럼 어떤 근육을 만져주느냐에 따라 독일 마을에서 만난 어머니처럼 무릎의 통증이 금세 사라져 뛰어다닐 수도 있는 것이다.

몸은 한번 좋아지면 다음에도 그만큼 좋아질 수 있고, 노력 여하에 따라 더 좋아질 수 있다.

무릎을 설명하다 보니 자연 부연설명이 길어지게 되는데,

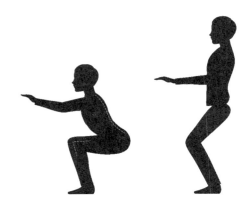

스쿼트를 배울 때 좌측의 그림처럼 배운다.

"스쿼트 운동을 하면 무릎이 좋아진다고 해서 운동 센터에서 자세를 제대로 배워 운동했는데, 오히려 무릎에 통증으로 스쿼트 운동을 못 하겠다."

라는 분들이 많다.

그래서 필자에게 오시는 분들에게는 쉬운 스쿼트 운동을 우측그림과 같이 같이 다시 알려드린다. 우측과 같이 하면 무릎 통증 없이 스쿼트를 꾸준히 할 수 있다.

스쿼트 운동 자세는 특정 자세가 좋고 나쁨보다는 개인의 무릎의 상태에 따라 방법도 달라져야 한다. 평소 무릎 통증으로 고생하시는 분들이라면 우측 그림처럼 바꾸어서 스쿼트 운동한다.

8-2. 무릎이 아프기 전에 허리가 먼저 아프다

　허리가 아프신 분들은 초기엔 허리 통증으로 다음엔 목, 어깨 통증 그리고 무릎 통증의 순서로 오는 경우가 많다.

　책의 앞부분에 독일 마을에서 언급한 분도 오른쪽 무릎이 심하게 밖으로 벌어지셔서 오른쪽 무릎 부분을 만져드렸더니
"이미 두 다리 연골 수술을 다 했는데도 무릎이 아프다."
라는 이야기를 했다.
"여사님, 무릎 아프기 전에 허리가 아팠을 것인데요?"
라고 물었더니
"허리부터 아프고 다리가 아팠다."라고 가족들 보는 앞에서 대답했다.
　나이를 떠나서 이미 허리의 자세가 좋지 못함은 골반이 틀어짐으로 인해 그리고 골반의 위치에 따라 허리 통증을 먼저 느끼게 되고, 허리의 통증을 느끼는 순간부터 무릎의 자세의 각도 변화가 일어나면서 무릎에 실리는 체중의 무게감이 커진다.
　골반의 각도는 무릎에 실리는 무게만큼의 영향을 크게 미친다. 무릎을 편하게 하려면 무릎의 관점도 중요하지만, 먼저 골반의 위치를 살펴봐야 할 만큼 몸의 전체적인 구조적인 부분을 꿰뚫어 봐야 무릎의 통증까지도 해결된다.

무릎의 통증에 주로 연골 주사, 약물 치료 파스, 침술로 통증 치료를 매일 해도 잠깐은 편하지만 시간이 지나면 통증이 오는 것은 무릎의 염증이나 알 수 없는 원인 때문이 아니다. 통증을 만들어 낼 수밖에 없는 구조적인 원인을 찾아서 해결함이 중요하다.

오랜 통증으로 주사도 맞고 파스를 붙여서 순간적인 진통제 효과의 방법을 지속적으로 사용하는 것은 점차 무릎을 사용하여 걸어 다니지 못할 뿐이다. 오히려 오른쪽 무릎, 왼쪽 무릎을 차례로 수술대로 옮겨 놓는 지름길이 될 것이다.

통증이 오면 급한 마음에 무릎 통증이라고 판단되면 무릎만 보고, 허리 통증이라고 판단되면 허리에 등 쪽의 근육이 약해져서 허리 통증이 온다고 한다. 이 논리가 똑같이 아픈 무릎에도 적용되어 통증에서 벗어나지 못하게 된다.

그럼 잘못된 논리가 우리 무릎을 괴롭게 하는지 그림을 한번 보자.

당연히 좌측 그림의 A 무릎 부분에 통증을 느끼겠다고 생각이 든다. 이 자세는 말타기 자세로, 조금의 시간이 지나면 다리에 그리고 무릎에 통증이 전해온다.

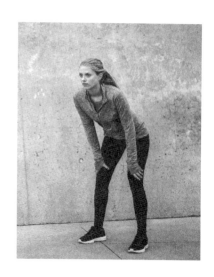

몸은 무릎이 굽어짐으로 인해 통증이 오는 구조이고, 통증을 없애기 위해서는 저곳에 침을 놓을 것이 아니라 무릎을 펴는 것이 논에서 모내기의 예를 들어 설명한 것처럼 근본적인 원인을 제거하는 방법이다.

근본적인 원인을 해결한다는 것은 무릎을 오른쪽 그림처럼 몸을 펴는 것이다.

당연히 무릎을 펴면 통증이 덜 오게 되는 것은 잘 아는 사실인데, 굽혀진 허리나 구부러진 무릎을 펴기 어렵다.

그렇기 위해서 무릎에 받는 하중을 줄이는

'몸무게를 줄이면 무릎에 힘이 덜 받고. 그리고 무릎만 펴면 통증이 사라지겠네!?'의 기초적인 논리로 먹지 않는 다이어트를 하고 수술을 받지만, 다시 아파지고 통증으로 고통받는 것이 현실이다. 또 그렇게 알려주고 상식이라고 말했던 전문가의 생각이 많이 빗나갔다고 할 수 있다.

"정말 무릎을 펴면 될까요?"

"네!"

그런데 무릎을 내 맘대로 펼 수 없다는 큰 장벽에 가로막힌다면 무릎이 구부려져서 펴질 수 없는 원인들을 하나씩 다시금 돌아봐야 한다.

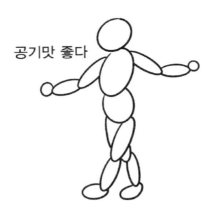

공기맛 좋다

바로 무릎의 통증이 시작되기 전에 이미 허리 통증이 있었음을 주목해야 한다.

무릎이 굽혀졌다는 것은 이미 허리가 굽어있는 것이다. 허리가 굽어진 각도만큼 무릎은 굽혀진다.

그리고 그림처럼 허리가 굽혀진 상태에서는 절대로 무릎은 펼 수 없다. 상체가 앞으로 굽어진 각도만큼 무릎도 앞으로 내밀어 몸의 중심을 잡는 몸의 구조상 무릎이 굽혀지게 된다.

몸무게보다도 구부러진 각도만큼의 하중을 무릎이 받게 되어 통증이 오게 되는 것이다.

그렇기에 무릎을 약물로 치료하고 심지어 수술까지 할지라도 다시금 무릎이 아프게 되는 이유가 상체 때문이다. 허리가 아팠던 분들은 무릎을 수술할지라도 아픈 것에서 벗어나는 길은 먼저 상체가 어떻게 바로 서느냐가 관건이 된다.

굽어진 허리를 병원에서 반듯이 펴주지 못한다는 것을 「허리」 편에서 말씀드렸지만, 결국 운동해야 한다. 허리 펴는, 즉 골반을 바로잡는 운동을 해야 무릎이 편해진다.

8-3. 다이어트를 하면 무릎이 더 아프다

(무릎의 통증을 줄이려면 다이어트부터 해라?)

"몸무게를 줄여야 무릎이 덜 아프기에 다이어트부터 하셔야 합니다."

말을 듣고 다이어트부터 시작하는 것이 무릎 아픈 분들의 공통된 생각일 것이다.

그러나 다이어트를 한다고 며칠 만에 체중이 감소하는 것도 아니고, 오히려 부족한 영양으로 인해 무릎은 더욱 큰 고통에 시달리게 된다.

먼저 몸무게를 줄이는 것보다 몸의 무게중심을 어디로 이동시킬 것이냐로 문제를 해결해야 한다.

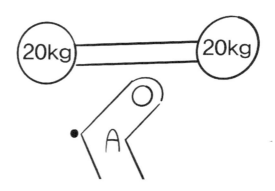

그림처럼 무릎의 받는 체중을 줄이기 위해 무게를 줄여 무릎의 하중

을 덜 받게 할 요량으로 다이어트를 말하지만, 앞으로 굽어진 몸의 구조가 되면 다이어트가 되어도 무릎이 아프게 된다. 다이어트를 하라고 해서 굶는 다이어트를 하면 무릎의 통증이 심해진다.

통증으로 인해 운동량이 떨어지고, 근육이 없는 상태에서의 다이어트는 근육의 손실을 일으킨다. 처음에는 가벼워 보이는 몸무게에 즐거워하다가 줄어든 근육으로 인해 어느덧 더욱 심해진 무릎의 통증을 호소하게 된다.

"무릎에 실리는 무게를 최대한 줄여라!"

라는 말은 전체적으로 앞쪽으로 실리는 하중을 효과적으로 분산시키고 덜 실리게 해야 한다.

그림과 같이 여러분께서 실험을 해보자.

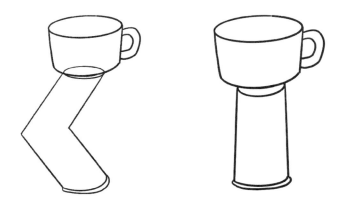

오른쪽 그림과 같이 종이 하나를 원통으로 둘둘 말아서 컵을 올리면 컵이 반듯이 세워져서 쓰러지지 않는다.

이번엔 기둥 역할을 하는 종이를 살짝 접어서 컵을 올려놓으면 종이의 접힌 부분으로 인해 쓰러지고 만다.

다시 반듯이 세워서 컵을 세워보고 컵에 물을 채우더라도 종이는 든든히 기둥 역할을 하게 된다. 같은 종이인데도 컵의 무게와 상관없이 무게를 더 지탱하고 안전하다.

한번 접혔던 종이는 조금의 무게에 접혔던 방향으로 접히게 되는데, 우리 몸의 구조가 허리가 아프거나 무릎이 아픈 것은, '종이가 쉽게 접히는 것과 같이 무릎이 접힘으로 인해 통증이 생기는 것이다.

몸무게를 빼는 것도 중요하지만, 상체의 무게중심을 효과적으로 분산시켜 무릎에 하중을 받지 않게 해야 한다.

8-4. 오다리가 이유가 있었네요?

전에 밴드에도 올렸던 사연이다. 대구 출장 가서 지하철을 이용할 때가 있었는데, 시장을 보시고서 댁으로 가는 길인지 양손에 검은 봉지에 대파가 보이고 심한 오다리를 하신 70대 할머니의 무릎이 눈에 들어왔다.

마침 필자와 같은 역에서 하차하신 할머니께 대뜸

"무릎이 불편해 보이시는데 잠깐만 도와드리겠습니다."

라고 말하고 할머니의 무릎을 도와드린 적 있다. 분홍색 긴 치마를 무릎까지 들어 올리니 아니나 다를까 다닥다닥 붙어있는 파스로 보아 통증으로 고생한 여력이 굵디굵은 무릎과 오다리에 묻혀있었다.

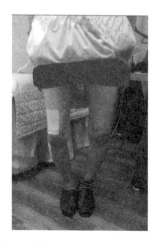

오다리는 앞 장에서도 설명했지만 단지 무릎만의 문제가 아닌. 우리

몸의 구조를 이루는 뼈를 받치고 있는 근육들이 약해지거나 변형이 되어 오는 것이다.

나이를 먹다 보니 친구들의 무릎도 벌어져 오다리가 되어 늙으면 오다리가 된다고 생각하지만, 어린 학생들도 오다리가 많이 보이는 것은 나이 때문에 오다리가 되는 것이 아니라 잘못된 자세로 몸의 구조들이 변형이 많이 된다는 사실이다.

특히 무릎이 벌어지면서 오다리가 되는데, 잘못된 생각들이 뼈가 휘어서 오다리가 되었다고 믿고

"한 번 휘어지진 뼈는 다시 펼 수 없기에 오다리는 절대로 반듯하고 예쁜 일자 다리로 돌아가지 못한다."

라고 포기해버리는 것이다.

뼈는 휘어지지 않는다. 특별한 질병이 아닌 이상 뼈가 휘어지지 않는 것이다. 잘못된 습관과 자세로 근육들이 단축되면서 뼈의 위치를 변경시킴에 따라 오다리가 발생한다. 그러나 그 짧아진 근육을 효과적으로 단 몇 분만 건드려주어도 오다리가 다시금 일자 다리가 되기도 한다.

잘못된 자세 습관으로 몸이 틀어지고, 굽어진 만큼 다리가 벌어져 오다리가 되고 무릎에 심한 통증의 요인이 되기 때문에 생각을 바꾸어서 좋은 자세 그리고 소파는 무조건 버리라고 하는 것은 그만큼 소파

문화가 허리뿐 아니라 무릎에 영향을 미침을 간과하지 말아야 한다.

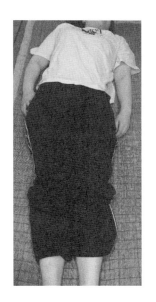 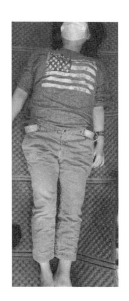

그럼 우리 주변에 나이 먹은 것의 표상인 오다리는 왜 이렇게 많을 까 생각해 봐야 한다.

오다리 이전에 무릎 통증으로 잠 못 이루고 수없이 침을 맞고 주사 를 맞았을 것이다. 또한, 무릎 수술을 하는데 그럼 수술밖에는 답이 없다고들 한다.

수술이 끝이라면 침을 맞거나 주사를 맞는다는 것도 소용이 없고,

"수술하고 무릎이 편해진다면 통증이 일기 시작하는 시점에 수술하 면 될 것을 왜 애써 주사를 맞고 침을 맞을까?"

란 답은 무릎 수술은 한 번은 하지만 두 번은 수술하기 힘들다. 그

리고 수술했는데도 여전히 무릎 통증을 호소하는 분들이 많다는 것이 문제가 된다.

오다리의 원인은 찾으려 하지 않고 약 먹다가 수술한다면 어떤 문제가 발생할까? 몸이 틀어진 상태, 즉 골반이 틀어진 상태로 다리만 일자로 수술하면 무릎에 실리는 몸의 체중은 수술 전이나 후에도 똑같이 무게가 실려 수술 이후에도 통증은 올 수밖에 없는 것이다.

–수술을 결정했다면 수술 전에 몸부터 반듯이 펴라

몸이 반듯이 펴진다면 이미 무릎도 덜 아플 것이다. 덜 아픈 무릎으로 열심히 운동해보고 안 되면 그때 가서 수술하면 된다.

그런데 현실에서 이렇게 하지 못하는 것이 우리 몸을 반듯이 그리고 골반을 반듯이 잡아놓는 기술을 가르쳐 주는 곳이 부족하다 보니 바른 체형을 가르치시는 분들의 몸도 이미 심하게 굽어있다는 사실이다.

단 몇 분의 시간이면 반듯해지는 몸을 교정하지 못 서 지금도 수없이 많은 오다리 분들이 무릎에 침을 맞고 주사를 맞고 수술을 기다리고 수술하고서도 맘대로 걷지 못한다.

8-5. 팔자걸음 유전이 아니라 이유가 있었네

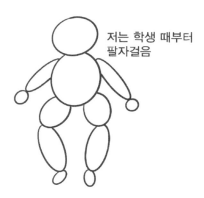

저는 학생 때부터
팔자걸음

몇 년 전에 필자의 지방 출장을 많이 했을 때 진주시에 있는 체형교정 전문 샵에 방문한 적이 적이 있었다.

그때 처음 보았던 30대 후반의 남자 원장님의 발걸음이 팔자걸음이었는데

"중학교 시절부터 이렇게 걸어서 일자 걸음은 이제 안 걸어집니다!"라고 했다. 그래서 5분 정도의 시간으로 예쁜 일자 걸음으로 걷게 했던 기억이 있다.

그 후에도 진주를 방문할 때마다 역시나 일자 걸음으로 걷는 모습을 확인할 수 있었고, 팔자걸음은 몸의 구조적인 문제이지 유전이 절대로 아님을 각인시켜주었던 기억이 있다.

좋은 기술로 다른 분들의 통증은 잡아주기는 했지만, 팔자걸음을 해

결은 아직 생각해보지 못해본 듯 이야기를 했다.

해부학에서 고관절이 빠지거나 밖으로 돌면서 팔자걸음이 발생한다고 하지만 결국 병원에서 물리치료, 한의학, 카이로프랙틱의 방법으로 손을 쓰지 못하는 팔자걸음은 원인을 잘못 짚었기 때문에 해결하지 못하는 것이다.

독일 마을에서 무릎 아프던 분의 둘째 아들이 심한 팔자걸음이었다. 길거리에서 눕지도 않고 몇 분 만에 팔자걸음에서 일자 걸음이 되어 걷는 것을 옆에서 지켜보던 가족들이 손뼉을 치면서 신기해했었다.

아들이 예전의 팔자걸음으로 걸어보려고 해도 오히려 불편하고, 이제는 자연스럽게 일자 걸음으로 걷는 것을 수없이 많은 분을 통해 알 수 있다.

여행 중 길거리에서 불편한 분들의 걸음을 보고 카이로프랙틱, 병원, 한의원에서 해결하지 못하는 것을 해결하는 것은 몸을 해부학적인 지식으로만 이해하는 것이 아닌 인체의 구조적인 부분을 먼저 생각하고 근육의 움직임을 이해함으로써 유전으로만 생각되었던 팔자걸음까지도 고쳐질 수 있는 것이다.

유전, 집안 내력, 체질이라고 말하는 사람은 당신을 고칠 맘이 전혀 없다.

8-6. 발목을 자꾸 삐어요

　반포에서 초등학교 6학년 남자아이를 데리고 온 할머니가 계셨다. 그 손주는 미국에서 생활하다 한국에 들어왔는데, 미국에서 좋아하는 농구를 할 때 유난히 한쪽 발목을 자주 삔다는 것이었다.

　귀엽게 생긴 초등생 손주는 이미 X 다리였다. 자연스럽게 신발 뒤쪽의 바깥쪽이 닳는다는 것을 신발을 통해 보여주었다. 발목이 자주 삐게 되는 몸을 가지고 있었던 것이다.

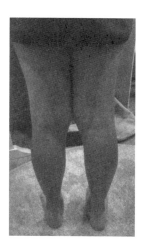

　할머니는 옆에서 "자꾸 아프니까 그까짓 농구는 앞으로 하지 말아라!"라고 할머니는 손주를 타이르지만, 좋아하는 농구를 미국까지 따

라가서 막을 수는 없었기에 계속 농구를 하더라도 발목이 삐지 않는 방법을 모색하고자 필자에게 데려왔었다.

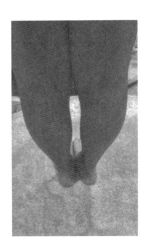

'발이 삐는 것을 피할 것이냐? 삐지 않는 몸을 가질 것이냐?'에 대한 부분의 문제였기에, 잠깐 언급을 했지만, 앞으로도 발을 삐지 않게 하는 것이 중요하다.

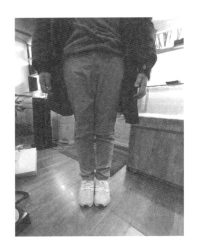

8-7. 발가락을 장식으로 달고 다니셨네요

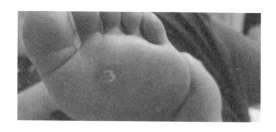

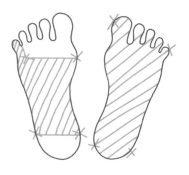

"발바닥에 굳은살이 당연히 있는 것 아냐?"라고 말하지만, 특별한 운동선수들을 제외한 일반인들에게는 발바닥에 굳은살이 박여있는 것은 이미 몸의 균형이 무너짐으로 인해 굳은살이 박인 것이다.

그림과 같이 엄지발가락 그리고 발바닥 끝부분에 굳은살이 박인 분들의 특징은 무릎, 허리, 목의 통증을 이미 경험했을 것이고, 무릎에 통증까지 느끼게 된다.

발가락이 제 역할을 못하여 걸을 때나 서있을 때 체중이 굳은살 발바닥에만 실리고 발가락은 전혀 체중이 실리지 않는다는 것이다.

그림처럼 두 발의 크기가 같다고 봤을 때 사선의 사각 모양의 면적이 오른쪽 그림이 훨씬 넓은 면적임을 알 수 있다.

걷고 서있으면서 힘을 받는 곳은 그림의 별 표시 해놓은 곳들이 되는데, 면적이 좁을수록 굳은살이 발 안쪽에 잡혀있다는 것이 특징이다.

왼쪽 그림은 걸을 때도 빗금 테두리 안에서만 힘을 발휘하기 때문에 엄지발가락 외측과 빗금의 끝자락 부분에 굳은살이 붙는다는 것이고, 곧 발가락은 걷거나 무게중심을 잡을 때 힘을 전혀 사용하지 못하여 발가락을 장식용으로 달고 다니는 것과 같다.

이미 굳은살이 있다면 그만큼의 몸무게를 작은 면적에 체중을 싣게 되므로 늘 피곤하고, 또한 한 번씩 뜀뛰기라도 하면 뒤통수쪽이 울리고 뼈마디에서 소리가 날 정도로 체중을 분산하는 데에 발가락에 도움을 전혀 받을 수 없게 된다.

무릎이 아프거나 허리가 아프신 분들도 이렇게 발바닥에 굳은살이 박이고 그로 인해 발 마사지를 수시로 다닌다는 분들이 많다. 발을 만져준다는 것은 그만큼의 무게중심이 좁은 공간에 몰려있는 것을 풀어주는 것을 의미한다.

손으로 만져서 편안함을 느끼는 것이지 어떤 혈 자리의 자극으로 어디가 좋아진다고 말하는 부분은 그냥 허상이다. 발에 대해 잘 알고 또 침을 놓거나 혈 자리에 대해 잘 아시는 분들과 발 마사지 하는 분들의 몸이 편해 보인다면 믿을 수 있겠지만, 실상은 그분들의 몸이 그렇지 못한 분들이 더 많기에 신뢰할 수 없는 것이라 할 수 있다.

8-8. 족저근막의 원인이 이거였어?

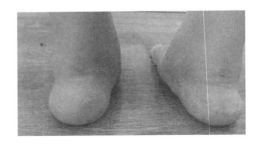

필자 발도 평발인데, 한때는 조기 축구를 매일 하고 일요일 같은 경우 6시부터 점심 먹고 이후까지도 볼을 찰 정도였다. 어떤 때는 땅바닥에 한 발자국도 딛지 못할 정도의 통증에 주저앉아서 신발 끈을 풀어 헤치고 주저앉았다가 시간이 지나면 거뜬해지곤 했다. 이것이 족저근막염인데, 그때는 그냥 꽉 끼는 축구화를 신어서 그랬다고 생각했다.

요즘 족저근막염은 발바닥이 내려앉아서 발의 안쪽과 발바닥이 땅에 닿아서 통증을 일으키고, 그림과 같이 안쪽이 불룩 튀어나와서 서 있는 것조차 힘들 정도의 통증을 가져온다.

37세 여의사인 A 씨는 허리, 목, 어깨, 소화불량, 불면 등등 총체적 난국의 몸이었다. 발바닥이 완전히 바닥에 주저앉아서 닿아서 필자가 보았을 때 3년 지나면 잘 걷지 못하게 되어 휠체어에 의지해 살아갈 수밖에 없을 정도로 발바닥이 땅에 닿아서 서있는 것이 힘들어했다.

몇 년 뒤면 걸을 때 다리를 절룩거리고 현재의 아프던 무릎의 통증도 심해져 몸무게의 무게감을 통증으로 더 크게 느끼게 될 것이고, 통증으로 인한 불면증이 우울감과 다이어트로 인한 체력 저하로 무기력을 맛보게 될 몸이었다.

발가락을 장식처럼 그저 달고 다니면 발가락의 힘을 사용하지 못해 조금만 걸어도 발이 아프고, 발바닥 굳은살과 발등은 올라오는 이유들로 인해 수시로 올라오는 통증으로 서있을 수 없게 된다.

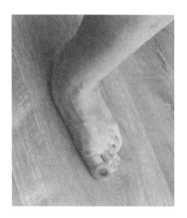 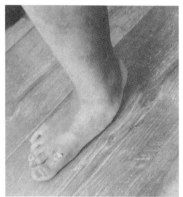

오른쪽 그림과 같이 별 표시되어있는 "뼈가 땅에 닿아서 서있는데 통증이 너무 심한 것이 제일 힘들다."라는 것이 의사분이 쓴 자기 발에 대한 설명이었다.

집에서 족저근막을 완화시키는 방법으로는 책 3권 정도를 그림과 같이 놓고 앞쪽을 들리게 하는 방식으로 발바닥을 늘려주면 된다. 뒤에 특별한 운동법을 설명해 드리도록 하겠다.

족저근막염이란 발바닥 근육이 단축된 것으로 병원, 한의원에서 딱히 해결을 못 하는 부분이기도 하지만 의외로 간단히 해결된다. 심 모 의사가 필자에게 오고서 며칠 만에 내려앉아 뼈가 닿았다는 곳이 다시 올라가기 시작했고, 전보다 발바닥에 통증이 덜하게 되었다.

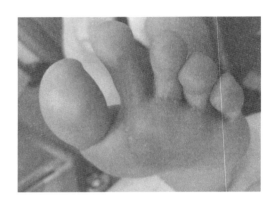

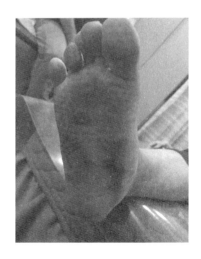

8-9. 무지외반의 원인이?

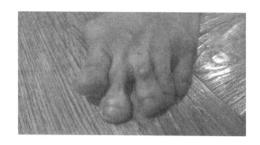

　무지외반증이란 대표적으로 하이힐을 많이 신어서 나오는 대표적인 질병이고, 또 할머니부터 시작해 어머니, 딸의 발가락도 휘어지고 닮아 내려오는 유전적인 요인이라고 하거나 무지외반의 정확한 원인을 알 수 없다고 이야기한다.

　잘못된 신발, 하이힐을 많이 신게 되면 우리의 발 모양을 변형되고, 걸음걸이에도 영향을 미쳐 몸의 중심을 잡는 데도 통증으로 전해지고, 미용상으로도 좋지 않아서 잘라버리는 수술을 선택하기도 한다.

　그림과 같이 엄지발가락이 두 번째 발가락을 타고 넘어가는 경우들로 인해 수술의 방법으로 잘라내고, 발가락 모양을 바로잡기도 하는데, 문제는 걷는 것도 자유롭지 못하고 뛰는 것은 상상할 수 없다는 것이다.

　"더 잘 못 걷는다."

"무릎이 더 아파졌다."

"중심이 잡히지 않는다."

이렇게 많은 이유들이 수술 후에 나타나는 것은 이 수술이 단지 모양을 예쁘게 만들기 위한 수술이고, 발의 기능에는 전혀 도움이 되지 않기 때문이다.

그럼 이런 수술을 왜 할까?

발가락을 수술하는 분들도 왜 무지외반이 되는지에 대한 이해도가 떨어지고 몸에 대해 알지 못하기 때문이다.

단지 신발을 잘못 신어서 오는 당신 책임 때문에 수술로 예쁘게 만들고 예쁜 신발을 신고 다니자고 수술을 권할지도 모른다.

물론 무지외반이 되면 발등이 아프고 발가락들이 신발에 닿아 통증 때문에 좋은 신발은 물론 일반 신발도 신지 못하게 된다. 부드럽고 큰 항공모함 같은 신발을 신게 되니 수술밖에 없다고 생각을 하게 된다.

방배동의 김 모 씨는 걷는 것 때문에 필자를 찾아왔지만, 이미 무지외반 수술을 했던 분이었다. 통증이 심하여 잘 걷기 위한 것인데 몸의 구조적인 변형으로 얼마 지나지 않아 무릎 수술을 할 정도로 몸이 망가졌다.

그럼 무지외반은 왜 올까?

필자가 "새끼발가락이 무지외반 원인입니다!"라고 말하면 이미 수술을 했던 분들이나 전문가들은 "무슨 소리야?"라고 한다.

무지외반에 대해 그렇게 많이 상담하고 고민하고 강의했던 분들까지도 처음 듣는 이론이고, 심지어 유전이라고 알고 있기 때문이다.

발가락을 장식으로 달고 다니는 분들이 많은데, 특히 새끼발가락을 전혀 사용하지 못하여 엄지발가락 무지외반이 되는 것이다.

다들 본인들의 발가락 검사를 한 번씩 해보자.

그림처럼 발가락을 버려보시면 벌어지지 않는 분들이 많은데, 특히 새끼발가락이 힘이 전혀 없이 대롱대롱 달려만 있으면 이미 허리가 아프고 무릎이 아프게 되고 또 앞으로 아파질 수 있다는 이야기다. 특히 무지외반과 족저근막으로 앞으로 많이 아파질 수 있다는 증거이기도 하다.

그럼 정말 무지외반이 다시 정상으로 돌아올 수 있을까?

있다. 실제로도 발등도 많이 낮아지게 되고 장식들처럼 달렸던 발가락이 제 역할을 하면서 굳은살의 위치도 변화하고 또한 무릎이나 허리도 덜 아프게 되고 흉하게 튀어나왔던 무지외반도 점차 사라지게 된다.

그럼 왜 병원이나 한의원에서는 이런 방법을 하지 않을까?

발가락에 대한 언급 없이 해부학적인 뼈의 구조나 발 마사지의 경우에도 수박 겉핥기식의 중요 포인트는 잡지 못하고 신경에 대한 부분을 이야기한다. 근처의 근육까지만 가게 되고, 몸의 구조학적인 부분들의 이해도가 떨어진 교육으로 일관하고 있다.

몸을 알고 나면 며칠 만에 발이 편해지고 무지외반까지 좋아지는 것을, 수백만 원 하는 교육비를 내서 발에 대해 배운다. 또한, 적게는 몇

만 원에서 수십만 원씩 하는 발 마사지 받으면서도 몇 달 만에 좋아졌다고, 수술을 하지 않아도 된다고 열광하는 것을 보면 안타깝다.

8-10. 며칠 만에 우드 비거리가 20야드 이상 늘었어요

 발의 바깥쪽 근육이 새끼발가락을 지탱하고 세워주는 근육으로 바깥쪽 근육이 단련되면 걸을 때 중심 잡는 것과 서 있을 때 우리 몸의 균형을 잡아서 좌우로 흔들리지 않게 기둥 역할을 한다.

 특히 골프 치시는 분들의 경우 단 며칠 만에 비거리가 20야드 이상 늘어났다는 분들이 계실 만큼 중요하고 또한 운동을 해주면 근육이 빨리 만들어지는 곳이기도 하다.

 골프채로 공을 칠 때 상체 회전의 힘을 버텨주는 근육이 약하면 몸이 흔들려 훅성 볼이 많이 나오게 된다. 즉 스윙 시 몸의 중심이 흐트러짐으로 인해 골프 레슨을 10년 이상 받더라도 코치의 강의와 다른 자세, 즉 왼발을 오픈해야만 훅을 벗어난다는 것을 몸으로 느끼게 된다.

 이상하지 않은가? 훅이 나와서 왼발을 좀 더 오픈했다면 더 훅이 많아야 하는데, 공이 중앙으로 가는 원리는 발 바깥쪽의 근육이 단단히 받혀주지 못해 자연스럽게 오픈스탠스를 취하여 스윙하는 골퍼가 되는 것이다.

 스윙 시 무게중심은 우리가 걷는 것보다 몇 배의 힘이 발바닥에 전달되고, 발바닥이 몸통의 회전력을 지탱해야 하는데 못함으로 인해 골프 자세가 변한 것이다.

 발바닥 바깥쪽 근육이 약하면 회전력을 받아 줄 수 없고 골반 회전

시 골프채를 힘껏 회전시키지 못하는 원인을 방지하기 위해 나온 것이
골프화 밑창에 못이 박혀서 비틀리지 않게 도와주고 상체의 회전력을
지탱하기 위한 원리입니다.

발 바깥쪽 근육이 약해지면 새끼발가락을 지탱해주는 힘이 약해져
야구에서 투수가 공을 던질 때마다 영점 조절을 실패하는 요인이 되기
도 한다.

전 메이저리그에서 유명한 투수였던 그레그 매덕스가 제구의 마법사
로 불렸던 이유도 이 왼발이 흔들림이 없었기 때문이다. 왼발이 흔들
림이 없어야 제구가 좋아진다.

공을 던질 때 상체의 급격한 허리의 회전성을 안정되게 발에서 지탱
해줄 때 어깨와 팔을 이용해 힘차게 공을 던질 수 있지만, 하체에서 특
히 발바닥에서 잡아주지 못하면 영점 조절이 실패로 인해 공을 힘차게
던지지 못하고 허리 부상 등 잦은 부상으로 고생하게 된다.

연습 투구할 때 앞발의 움직임만 봐도 제구가 좋은 투수인지 나쁜
투수인지 알 수가 있는데, 투수 코치들도 이 부분까지는 아직 이해하
지 못한 듯하여 아쉽기도 하다.

우리가 흔히들
"발이 피곤하다!"
라고 하면 일반적으로 발바닥 안쪽의 근육이 당겨져서 족저근막염

진단을 받고 치료를 하더라도 잘 낫지 않는다. 그 이유는 발바닥 안쪽 근육에서 통증이 올라오기는 하지만, 원인은 바깥쪽 근육에 있기 때문이다.

발바닥 바깥쪽 근육이 우리 몸무게를 쉽게 버텨주고, 장시간 서서 일하고 걷더라도 피곤을 최소화해준다. 걸을 때 몸무게를 온전히 사뿐하게 받아주는 중요한 근육이다.

평소에 발 마사지를 받을 때도 발바닥을 전체를 주무르고 만지고 하지만, 혈점이나 발반사구에 해당하는 그림의 모습대로 한 시간을 만지고 주무르더라도 발바닥 바깥쪽 근육은 단 1분의 시간도 할애받지 못하거나 중요하다고 강의하는 전문가가 없다는 것이 문제다.

발바닥 강의를 하면서 중요성을 강조하지 않는 것은

"몸과 발가락에 대한 이해도가 떨어진 것이고, 발과 몸에 대해 잘 알지 못하는 수준이다."

라고 이야기해도 무방하다.

해부학으로 배운 근육 이름과 뼈 이름만 알뿐이지 어떤 근육을 사용해야 몸이 바로 서고 흔들리지 않게 됨을 전혀 이해하지 못하는 전문가분들이 강의를 하고 있기에 그들에게 배웠던 사람들이 현장에서도 그 정도의 수준으로 환자들을 이해하고 치료함으로 인해 환자들만 고생하고 통증을 갖고 살게 된다.

8-11. 새끼발가락이 살아야 한다

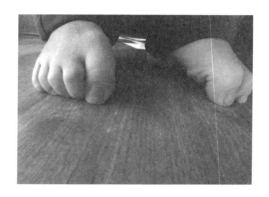

전 챕터에서 골프에서 발바닥 바깥쪽 근육을 이야기했는데, 결국 새끼발가락이 몸의 중심을 이루는 데 90% 이상 차지할 정도로 몸에서 중요한 역할을 한다. 또 나이 들면서 누구나 고민하는 몸의 민첩성과 무게중심을 효과적으로 이동해서 잘 걷게 하는 중요한 역할을 새끼발가락이 한다. 그런데 발가락인데 장식으로 달고 다니시는 분들이 많다.

몸의 중심이 이동할 때, 특히 골반의 좌우 방향으로 흔들림을 든든하게 잡아주는 역할을 함으로 무게중심이 단단하게 버텨주어 천천히 걸어도 좌우로 흔들리지 않고 안정된 걸음걸이가 됩니다.

새끼발가락이 힘을 든든하게 받쳐주어야 걷더라도 흔들림이 없고 또 몸이 휘청대지 않게 된다.

잘 걸으면 몸이 살아난다. 요즘에 걸음걸이를 가르치는 학원도 많

이 있지만 그런 잘 걷는 걸음걸이를 가르는 곳에서도 새끼발가락의 중
요성을 모르기에 빨리 걷고 보폭만 넓게 하라고 교육을 한다. 즉 빨리
걷게 되는 걸음은 중심이 덜 잡히는 걷는 방법으로, 운동의 효과는 줄
어들게 된다. 대부분의 발걸음이 뒤꿈치에서 엄지발가락으로 걷게 되
므로 발걸음은 빨라지고 중심이 잡히지 않는 걸음걸이가 된다.

「골반」 편을 이야기하면서 로봇의 발걸음에 대해 다루었지만, 2족 보
행 로봇 휴보가 나온 지 몇 년이 지났지만, 아직 잘 걷는 2족 보행 로
봇을 만들지 못하는 이유가 골반의 움직임과 그리고 새끼발가락의 중
요성을 간과해서이다.

새끼발가락을 사용하지 못하는 걸음걸이로는 무지외반 있으신 분들
이 대표적이고, 그 외로 팔자걸음, 오다리, 무릎 통증, 허리 통증이 있
다. 이미 온몸이 틀어진 심각한 단계에 들어섰다고 볼 수 있다.

8-12. 방아쇠수지, 손목터널증후군이 사라졌어요

'방아쇠수지와 손목터널증후군을 생뚱맞게 발 편에 왜 붙여놓았지?'

순간 의아해하시겠지만, 실제로 손목터널증후군는 발의 족저근막과 무지외반이 발생하는 원리 두 가지를 합쳐놓은 모습이다.

방아쇠수지 증후군은 족저근막이 약해져서 오는 것처럼 손바닥의 근육이 약해져서 오는 것이고 손목터널증후군은 이런 부분들의 총체라 할 수 있다.

그럼 방아쇠수지 증후군이 발생하기 전의 손의 증상은 어땠을까?

엄지손가락이 아팠을 것이다. 즉 엄지손가락에 통증이 있다는 것은 대칭점인 새끼손가락으로 향하는 근육이 이미 약해짐으로 인해 엄지손가락에 힘이 빠지고 조그만 사용해도 엄지에 통증으로 인해 가운뎃손가락을 사용하게 된다. 결국 중간 손가락들을 많이 사용하게 되어 손목터널증후군까지 통증이 전해지게 되는 것이다.

또 발의 경우는 무릎으로 전달되지만, 손에서는 테니스 엘보 골프 엘보를 느끼게 되고, 어깨의 승모근까지 통증을 일으켜 어깨 통증으로 점차 통증의 범위가 점점 넓어지게 된다.

손의 해결안도 발의 운동법과 같이 발의 모양 대신에 손만 놓고 하시면 도움이 된다.

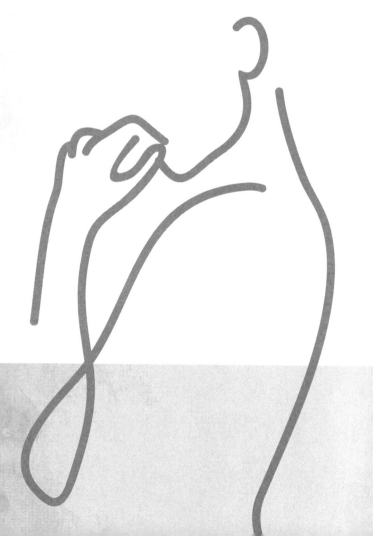

제 9 부

●

천송 이케이케 운동

9. 천송 이케이케 운동

  이미 답이 틀린 것을 가지고서 '문제를 풀어라.' 하면 어떤 수식을 가져다 붙여도 답을 틀릴 수밖에 없다.

  목표는 통증 완화이고 잘 먹고 잘 자는 것인데, 답이 통증 완화이고 잘 걷고 잘 먹고 잘 자는 것인데 아무리 무엇을 해도 잘 먹고 잘 잘 수 없고 잘 걸을 수 없다면 이미 틀린 답에 문제를 끼워 맞추는 것이다.

9-1. 서있을 때 이케이케 운동

본격적으로 몸의 구조학을 이야기 시간이다.

서있는 자세에서 몸의 구조와 운동 방법 효과와 누워있을 때 운동 방법과 효과, 걷는 방법을 새롭게 배워야 한다.

새롭게 천천히 걷는 방법과 자세와 효과들을 따라 하는 것만으로 우리의 몸의 구조가 바뀌어 호흡이 좋아지고 몸의 평형감과 균형 감각이 좋아진다. 또한, 소화·위장 장애, 무릎, 허리, 어깨, 목, 통증들이 점점 사라지게 될 것이다.

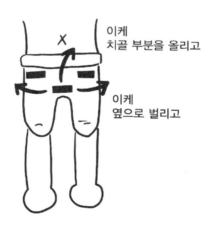

이케
치골 부분을 올리고

이케
옆으로 벌리고

첫 번째, 천송 기본 운동. 반듯이 서있는 자세다.

1. 골반을 앞으로 내민다.

청바지 앞주머니라고 생각하면서 앞으로 내밀고

2. 가슴 갈비뼈 부분을 들어서 천장을 향하게 한다.

3. 턱 부분은 가슴 쪽으로 당겨서 뒷부분으로 민다고 생각하고

4. 눈은 정면 거울을 보고

5. 발가락에 힘이 들어가야 한다.

운동 시간을 일부러 만들어서 운동하는 것이 아니라 지하철이나 사람을 만나고 있을 때도 아무도 모르게 천천히 골반은 움직이고 있어야 하고, 시도 때도 없이 흔들고 있어야 한다.

발가락에 힘이 들어간다는 것은 위의 1번부터 5번까지 모두를 실행하면 자연스럽게 무게중심이 앞으로 쏠리면서 발가락에 힘이 들어가는 것을 느낄 것이다.

이케이케 서게 되면 발가락에 힘이 생기고, 발바닥을 스트레칭하듯이 자연스럽게 당겨주는 효과와 가슴이 펴지고 몸이 열리는 구조가 된다.

1분만 서서 자세를 유지한다면 이미 다리가 당긴다고 할 것이고, 이마에 땀이 맺히게 될 정도로 전신운동의 효과도 크다.

그리고 등 근육을 사용하지 않음으로 인해 아팠던 허리가 편해짐을 느끼고, 오래 서있더라도 통증이 허리에서 느껴지지 않게 되고 편안함을 알게 된다.

9-2. 누워서 하는 cs 운동

−흔들흔들 동작이 안 되면 당신은 이미 아픈 사람이다

이 운동은 필자가 아팠을 때 단지 몸을 일으켜 세우기 위해 시작한 운동이었다.

그 운동이 발전해서 이제는 움직이지 못하는 근육병 환자분들부터 허리 디스크나 목 디스크가 있는 분들께도 강조 운동이 되었다.

통증으로 못 걷고 누워만 있으면 근육 손실이 일어난다. 근육 손실을 막으면서 걸을 수 있는 몸을 만들고, 현재의 허리 통증에서 벗어날 수 있는 운동법으로써 특히 불면증, 위장 장애, 공황장애, 노약자분들과 어린 학생들의 몸의 펴지는 효과를 기대할 수 있다.

−몸을 재정립하자

통증이 있다면 마치 지진으로 인해 흔들린 건물이 조금의 여진으로 흔들림에도 벽이 와르르 쏟아질 수 있는 것처럼 허리가 아프다는 것은 우리 몸의 구조적인 부분들이 흐트러져 있다는 것이다.

사람의 몸은 건물처럼 다시 새로이 지을 수도 없고, 근육을 만들어 몸을 세워야 한다.

그림과 같이 건물에 지진이 발생하면 창문부터 흔들리고 집안의 액자가 흔들리고 천장의 전등이 심하게 요동을 칠 것이다. 우리 몸도 구조적으로 앞뒤로 뒤틀리고 흔들리면 눌리고 뒤틀린 방향대로 몸이 휘어지고 또 무너진 골격으로 인해 힘을 전혀 쓰지 못함으로 인하여 위장 장애, 불면증, 허리 디스크, 목 디스크, 어깨 통증, 무릎 통증 발의 족저근막염, 무지외반까지 오게 된다. 모든 근육이 연관되어 대척점을 이루고 연결되는 부분은 흐트러지게 되는 것이다.

아픈 사람들이 마사지 받으면 시원하고 운동하면 좋아지는 것 같지만, 다시금 몸이 아파지는 경우가 근육들이 제자리를 못 잡고 약하기 때문에 단지 몸을 세우기 위해 걷기 운동부터 시작하게 된다.

틀어진 몸으로 운동한다는 것은 통증을 참아가면서 운동하는 것으로, 운동하면서 더 통증들이 커질 수 있다.

틀어진 몸을 반듯이 세워놓고 몸을 정렬시켜놓은 다음에 운동을 해야 한다. 몸이 반듯이 세워지고 정렬된 상태에서 운동하는 것이 몸도 편하고 운동 효과도 커질 것이다.

밑에 소개하는 운동들이 걷기 전에 또 운동하기 전에 통증을 억제시키고 몸을 정렬시키는 운동으로, 근육이 약해진 분들을 위한 운동이다.

통증으로 움직이지도 못하는데 걷는 것은 생각조차도 못 한다. 걷더라도 몇 발자국도 못 가서 주저앉게 되는 것은 통증도 심하거니와 근육의 힘이 받쳐 주지 못했기 때문이다.

〈이런 분들에게 효과적〉

디스크로 인해 다리에 방사통이 심하다.

허리에 통증이 심하다.

목 디스크로 인해 목을 가눌 수 없다.

소화가 안 된다.

잠을 잘 수가 없다.

좀만 걸으면 등이 굽어서 주저앉을 것 같다.

몸을 정렬시켜 허리 디스크, 목 디스크에서 오는 통증을 제어하고 또한 위장 장애나 공황장애 있는 분들의 흉곽을 열어주는 운동개념이다. 운동 효과는 3분 만에 나타난다.

〈운동 효과〉

허리에 통증이 사라진다.

또 허리에 힘이 생겨서 바로 흔들흔들 운동을 하면 걸어 다닐 때 몸의 중심이 바로 잡힌다.

소화가 잘 된다.

통증들이 사라진다.

몸에서 열이 난다.

복근이 생긴다.

〈통증을 달아나게 하는 운동법〉

1. 천장을 바라보고 눕는다.

2. 손은 가지런히 엉덩이 옆쪽에 놓는다.

3. 엉덩이를 좌우로 굴린다.

4. 좌우로 왕복이 1번이다.

5. 왕복 1,000번을 해내야 한다.

6. 처음부터 1,000번은 힘들다. 그렇지만 노력하는 사람만이 얻어갈 수
   있는 성취감을 갖게 될 것이다.

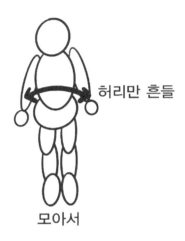

허리만 흔들

모아서

우리 근육은 직접 움직여서 근육에 자극을 주어야 근육이 커지고,
필요로 할 때 제 역할을 할 수 있게 된다.

처음부터 1,000번 가능하신 분들도 계시고, 10번 하는 것도 벅차
하시는 분들도 있다.

운동이 되지 않고, 흔들흔들이 안 된다는 것은 그만큼 근육이 약해
져 있다는 것이다. 특히 허리 디스크나 협착증을 고민할 수밖에 없다.

삼천포에 계신 근육병으로 고생하는 3자매 중 둘째분은 처음에

"하루에 20개는 할 수 있겠네요!"

라고 했다. 그리고 시간이 지남에 따라 50개, 100개, 500개를 넘는 것을 보았다.

혼자 돌아눕지도 못하는 몸인데 하루에 20개도 사실 너무 힘에 겨운 숫자임은 분명했다. 그래도 움직이면 근육은 제힘을 발휘한다.

특히 '근육이 없어서 운동이 될까?' 하며 포기할 뻔했지만, 3개월이 지나자 하루에 500개를 넘어서 1,000개까지도 쉽게 해낼 수 있게 되었다는 것을 확인할 수 있었다.

근육병뿐 아니라 필자에게 오셨던 허리 디스크로 통증으로 고민하셨던 분들이 이 흔들흔들 운동을 통해 먹던 진통제를 며칠 만에 끊었다. 만약에 아프면 진통제 대신 이 흔들흔들 운동을 한다고 한다. 이 흔들흔들 운동이 되어야 걸어 다닐 수 있고, 통증에서 벗어날 수 있다.

갓난아이들이 처음부터 걷거나 뛰지 못한다. 누워서 발가락을 입에 물고 좌우로 뒤집고 기어 다니다가 어느 순간 일어서는 것처럼 지금 현재 일어서지 못하고 잘 걷지 못하거나 허리 통증이 있다면 흔들흔들 운동에 집중해야 한다.

아침에 일어나자마자 흔들고 잠자리 들기 전에도 흔들흔들 운동을 해야 한다.

특히 불면증, 공황장애, 우울증 환자들은 무조건 해주어야 한다. 그동안 걷지도 못했기에 그만큼의 근육 손실을 운동하면서 만회하고, 이

제는 누어서 운동을 시작해 근육을 만들어야 한다.

다이어트를 시작하려고 해도 이 흔들흔들 운동을 해야 하고, 잘 먹기 위해서도 흔들흔들 운동을 해야 한다.

나이를 먹어간다고 생각하면, 곧 걸어서 하늘까지 가려면 이 흔들흔들 운동은 기본으로 해야만이 죽기 3일 전까지는 내 발로 걸어 다닐 수 있을 것이다.

디스크 수술을 하고 나서 무조건 운동하라고 하는데 수술 후에 운동을 해야 한다면 수술 전에 운동하다 보면 디스크 수술을 하지 않을 만큼 몸이 좋아질 수도 있다는 생각을 해야 한다.

며칠 만에도 좋아질 수 있고, 수술을 하지 않고도 얼마든지 살아갈 수도 있을 것이다.

전에 정년을 못 보고 은퇴를 고려했던 교수님도

"이 운동을 시작해서 퇴직하려던 교수직을 다시 정년까지 일을 할 수 있겠다!"

말씀하실 정도로 몇십 년 동안 괴롭혔던 통증에서 벗어나려면 먼저 흔들흔들 운동이 선행되어야 한다.

9-3. 천송 이케요 3단 운동

살면서 꼭 해주어야 하는 운동이 있다.

몸을 가누기 위한 운동

1. 일어설 정도의 다리의 힘은 있어야 한다.
2. 몸을 가눌 수 있는 허리의 힘이 있어야 한다.
3. 물건을 들 정도의 팔의 힘은 있어야 한다.

살아가면서 기본적으로 몸의 근육이 있어야 걷던지 뛰던지 그리고 물건을 잡을 수 있을 것이다.

아픔으로 인해 소멸되어버린 근육을 어떻게 빨리 제자리에 돌아오게 하고 또한 생활 속에서 운동을 실천함에 있어 짧은 시간에 누구나 쉽게 운동할 수 있다. 단시간 내에 땀이 날 정도로 강도가 높고 효과적인 운동 방법을 소개한다.

9-3-1 앞뒤로 흔드는 밀어 넣기 운동

1. 손바닥은 바닥을 향하게 한다.

2. 팔의 각도는 90도가 되게 한다.

3. 손바닥을 앞뒤로 흔든다고 생각하고, 밀고 당긴다고 생각하고 앞뒤로
   밀어준다.

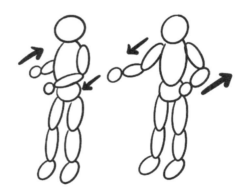

4. 숨이 차도록 빠르게 앞뒤로 밀어준다.

뱃살이 움직이듯이 보일 것이며, 배가 아플 것이다.

30초 단위로 끊어서 한다.

9-3-2. 흔들다리 운동

무릎을 살짝 굽히고 허벅지가 터질 듯할 정도까지 위아래로 흔든다.

무릎은 살짝 굽혀준다.

무릎을 위아래로 흔든다고 생각하고 흔들어준다.

무릎 주위에 운동이 되어 허벅지 통증으로 올 것이다.

무릎의 통증이 오면 자세를 바꾸어서 한다.

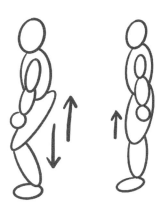

9-3-3 팔굽혀펴기

벽에 팔을 살짝 굽히고 팔을 반 접는다고 생각하고 반푸쉬업을 해준다.

벽에 살짝 몸을 기댄다고 생각한다.

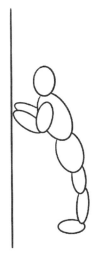

팔꿈치를 살짝 구부렸다가 편다는 생각으로 흔들어준다.

몸은 일자로 펴져야 한다.

팔은 완전히 굽혀지지 않아야 하며 팔을 펼 때도 완전히 펴지지 않아야 한다.

굽혀진 상태에서 앞뒤로 살짝 그냥 흔든다고 생각한다.

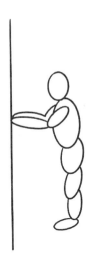

순서는 허벅지 운동을 먼저 하다가 허벅지가 아프면

허리 운동은 2번째로 시행하고, 다시 숨이 차면

팔굽혀펴기는 3번째로 시행하고, 팔이 아프면

다리 운동으로 되돌아 3세트를 한다.

제 10 부

•

천송 골반 걸음

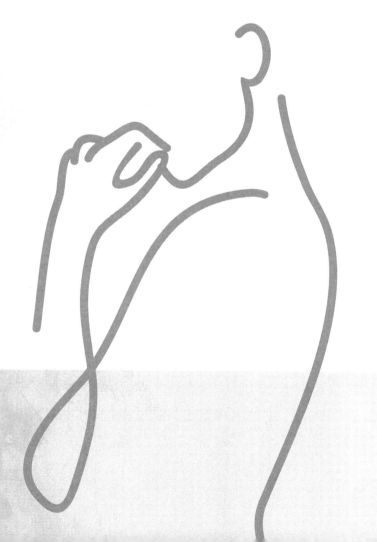

10. 천송 골반 걸음

한 발자국을 걷더라도 바르고 예쁘게 걷는 걸음은 통증을 사라지게 하고, 덜 피곤하게 한다. 걷는 모습이 모델 같다는 이야기까지 듣는다.

걷는 것은 누구에게는 일상이지만, 한 걸음 한 걸음이 한숨이 되고 또한 한 걸음이라도 걷는 것이 평생의 소원이 되고 일어서는 것이 꿈이 되는 사람이 있기도 하다.

누구나 어느 순간부터는 구부러지고 오다리가 되어 한 걸음 한 걸음이 천근만근의 무게로 다가와서 정말 화장실만이라도 걸어서 갈 수 있다면 생각하게 될 것이고, 혼자서 일어서는 것이 꿈이 되는 시간이 매일매일 가깝게 오는 삶의 모습도 있다.

누구나 언젠가는 잘 못 걷게 된다. 그러나 그 시간을 천천히 늦추고, 멀리 떠나버리게 하는 건강하고 통증이 사라지는 골반 걸음걸이를 배워서 걸어야 한다.

필자에게 오신 분들이 걸음걸이를 처음부터 배우고 연습해서 따라하고 자기 걸음걸이를 확인하고, 동네를 돌아다니면서 연습하고 반복하는 것은, 기존의 오다리나 팔자걸음으로는 앞으로 잘 걷는 것에 자신감이 떨어졌기 때문이다.

골반 걸음이 디스크가 있으신 분에게 통증을 없애주는 역할도 하지만, 골반 걸음은 일어서지 못했던 분이 일어서게 되고 운동의 효과가 생각보다는 크다.

때로는 걷는 영상만 보고 따라서 그대로 걸었더니 쉽게 걸어지고 통증이 덜 해졌다는 분도 계실 만큼 걸음걸이 하나만 바꾸어도 다리에 힘이 생겨서 잘 걷게 된다는 사실이다.

허리가 아픈가요? 그럼 걸읍시다.

무릎에 힘이 없나요? 이렇게 걸어보시는 겁니다.

10-1. 천송 골반 걸음걸이의 기본 메커니즘

잘 걷게 되면 통증이 사라지고 살이 빠진다

발뒤꿈치는 선을 따라가고 왼발 엄지발가락은 11시, 오른발은 1시 방향이다.

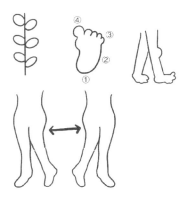

발뒤꿈치부터 닿아서 새끼발가락 엄지발가락에서 끝난다.

앞서는 발의 무릎은 펴져서 발뒤꿈치가 땅에 닿아야 한다.

앞서는 발의 뒤꿈치가 땅에 닿으면 뒷발의 엄지발가락으로 밀어준다.

뒷발의 엄지발가락으로 몸을 밀어줄 때 엉덩이에 힘을 준다.

오른발 앞발이 뒤꿈치가 땅에 닿으면 엉덩이는 최대한 오른쪽으로 밀어준다.

최대한 천천히 걷는다.

10-2. 11시 방향, 1시 방향 몸의 중심이 잡혀요

사람들의 걷는 모습을 보는 것이 직업병처럼 앞사람의 걸음걸이를 보는데, 걷는 것만으로도 무릎이 아프시고 허리가 아프다는 것을 자연스럽게 알게 된다.

필자에게 오셔서 걸음걸이를 배우신 분들의 눈에도 똑같이 투영되어 다른 분들의 걸음걸이에 안타까움을 표하실 정도면 정작 걷는 분들이 어떻게 걷고 있는지 한 번쯤 자신의 걸음걸이를 영상으로 찍어놓고 확인해봐야 한다.

왼발 11시, 오른발 1시의 엄지발가락 방향은 골반이 좌우로 흔들림으로 자연스럽게 엄지발가락이 몸의 방향이 움직일 때 체중을 지탱해주고 몸이 흐트러지지 않게 한다.

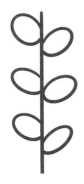

일반적으로 보폭을 넓게 하고 11자 걸음으로 걷는 것은 중심을 잡을 수 없는 걸음걸이가 되어 크게 몸에 도움이 되지 않는다.

바닥에 1자 선을 그어놓고 그대로 1자 걸음을 걷게 되면 중심부터 무너져서 넘어질 수밖에 없고, 중심이 잃어 양손을 벌릴 수밖에 없다.

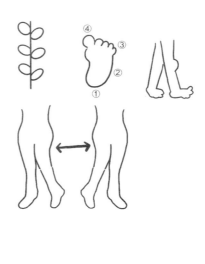

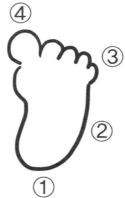

10-3. 땅에 발뒤꿈치가 먼저 닿아야 한다

아파트의 천장이 부서져라 뛰는 위층의 아이들. 뛰는 것만으로 아이들임을 알 수 있는 것은 아이들의 발걸음은 자연스럽게 발바닥 뒤꿈치부터 바닥에 닿게 되어있다.

나이가 들어감에, 허리가 굽어감에 따라 발바닥 뒤꿈치는 땅에 닿지 않고 떨어지고 발바닥 앞쪽에 체중이 실게 된다. 그로 인해 발바닥 안쪽에 굳은살이 박이고 허리 디스크, 목 디스크의 통증의 원인이 된다.

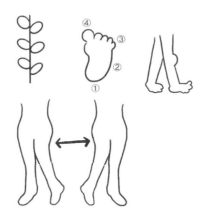

몸을 반듯이 펴게 되면 자연스럽게 굳은살도 없어지게 되고, 발을 끌고 머리가 뒤에 따라가는 걸음걸이가 될 것이다.

발 마사지사나 침을 놓는 전문가들이 하시는 이야기로는 발꿈치는 생식기에 해당한다고 하시는데, 그분들 몸이 틀어져 있는 것을 보면 생식기보다는 몸이 틀어져서 뒤꿈치가 닿지 않게 보이고, 이미 생식의 문제를 넘어 통증의 시대로 갔다고 봐야 한다.

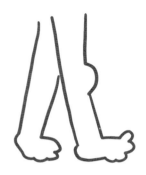

10-4. 새끼발가락이 살아야 한다

새끼발가락으로 장식으로만 달고 다니면

1. 무지외반의 문제가 된다.

2. 무릎이 아프다.

3. 허리 디스크에 노출이 된다.

4. 달리기를 할 수가 없다.

5. 족저근막이 생길 것이다.

골프에서 발바닥 바깥쪽 근육을 장시간에 걸쳐 이야기했는데 다시금 발가락의 기능은 잃어버리고 발가락을 장식으로 달고 걸어 다님으로 인해 무지외반과 무릎의 통증, 허리 통증까지도 오게 된다.

새끼발가락은 「다리」 편에서도 다루었지만, 우리의 몸이 좌우로 흔들림 특히 골반의 흔들림을 잡아주는 역할을 하고, 새끼발가락이 든든하게 받쳐주어야 걷더라도 흔들림이 없이 좌우 발걸음이 가벼워진다. 서있을 때도 좌우로 흔들림을 잡아주는 역할을 한다.

몸을 알기 위해 도서관의 전문 서적들을 찾아보고, 유명 발 마사지 강의를 들어봐도 새끼발가락의 중요성을 강조하거나, 어떤 운동을 해야 하는지에 대한 강의가 없다. 그만큼 새끼발가락에 대한 이해도가 떨어지는데도 발 마사지 최고의 전문가라고 자칭하는 것은 터무니없는 이야기일 뿐이다.

또 걸음걸이를 가르치시는 곳에서도 새끼발가락을 강조하는 강의가 없고, 유튜브를 찾아보더라도 그 중요성을 강조하는 영상이 없다는 것이 안타까울 뿐이다.

새끼발가락의 중요성이 빠져버린 걸음걸이라면 천천히 걷게 되는 걸음을 더 못 걷게 된다. 즉 빨리 걷게 되는 걸음은 중심이 덜 잡히는 걷는 방법으로 골반 걸음 천천히 걷는 운동보다 효과가 줄어들게 된다.

「골반」 편을 로봇의 발걸음에 대해 다시 상기해보면 2족 보행 로봇 후보가 나온 지 몇 년이 지났지만, 바르게 걷는 2족 보행 로봇을 만들지 못하는 이유가 골반의 움직임과 그리고 새끼발가락의 차이라 할 수 있다.

새끼발가락을 사용하지 못하는 걸음걸이로는 무지외반 있으신 분들이 대표적이고, 팔자걸음, 오다리가 있으신 분들은 이미 허리에 문제가 한두 번씩 있어 걷는 걸음까지 문제가 되어 중심을 잡지 못하고 흔들흔들거릴 것이다.

10-5. 엉덩이를 좌우로 흔드는 걸음걸이

오른쪽 발뒤축이 땅에 닿기 시작하면 오른쪽으로 엉덩이를 밀고, 또 왼쪽 발뒤축이 땅에 닿으면 왼쪽으로 엉덩이를 밀어주어야 한다.

즉 한 걸음, 한 걸음 이케이케 운동을 하시면서 걷는 걸음이고, 허리를 부드럽게 흔들면서 자연스럽게 걷게 되는 걸음이다.

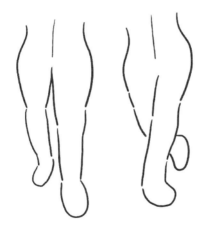

다시 휴보 이야기를 하면 로봇이 인간처럼 자연스럽게 걷는 로봇이 나오지 못하는 것은 두 발로 걷는 인간의 운동 메커니즘을 이해하지 못했기 때문이다.

걷기 위해 한 발을 지면에서 떼기 시작하면 무게중심은 반대쪽 발에 실려야 하지만 무게중심이 효과적으로 분산 이동되지 못함으로써 중심을 잃게 되고 넘어지고 마는 것이다.

인간의 이동 메커니즘, 즉 한 발을 지면에서 떼어도 넘어지지 않고 다시금 다른 발을 뗄 수 있는 메커니즘을 과학자들이 로봇에 바로 심어주지 못했기 때문에 엉거주춤하는 자세의 로봇이 되고, 마치 종종종 달리기를 하는 듯한 뜀걸음을 할 수밖에 없는 로봇이 되었다.

종종종 걸음을 하는 사람들의 모습이나 지금의 2족 보행 로봇의 걸음걸이가 비슷하다고 보면 된다.

로봇이 사람처럼 한쪽 발이 지면에서 떨어지면 무게중심을 분산시켜 넘어지지 않게 골반이 좌우 움직임으로 다른 발을 떼게 해주어야 하는데 골반의 움직임이 없으므로 인해 넘어지는 것이다.

잘 걷는 것은 넘어지지 않게 유연하고 부드럽게 골반을 좌우로 움직여서 몸의 중심이 흐트러지지 않게 한다면 안정적인 걸음을 걷는 빠른 시일 내에 2족 보행 로봇이 나올 것이다.

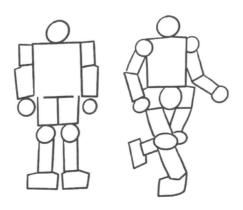

그림으로 설명하면 로봇이 오른발을 들었을 때 좌측 골반 쪽으로 최대한 밀어서 오른발의 실린 무게중심이 자연스럽게 이동이 되어 왼발이 땅에서 떨어지더라도 중심이 무너지지 않아야 한다.

　초기의 2족 로봇의 경우 골반의 없는 로봇으로 앞뒤로만, 특히 몸의 중심을 다른 발에 빨리 이동시키기 위함이다 보니 종종종 걷는 한쪽 다리가 지면에서 떨어지면 다음 발에 중심을 이동시키기 위한 메커니즘이라고 생각하면 된다.

　책을 준비하면서 현재 최고의 기술을 가진 로봇은 발목의 유연함을 주어 발목이 골반의 역할을 부여해서 무게중심을 잡고 좀 더 유연한 최신 로봇의 움직임을 유튜브에서 봤지만 결국 로봇이 바로 서고 중심이 잡혀서 잘 걷는 로봇은 골반의 움직임으로 중심이동이 되는 로봇이 나오는 시점은 로봇을 만드는 과학자들이 사람의 골반을 이해했을 때 가능할 것이다.

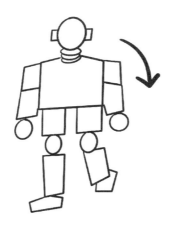

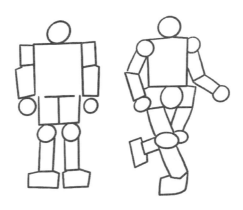

 사람의 골반을 이야기하면서 로봇 이야기를 한 것은, 굽어서 다니는 할아버지와 할머니, 특히 파킨슨병 환우들의 발걸음이 왜 뒤뚱거리고 오다리로 걷고 한번 넘어지면 크게 넘어지게 되는지를 설명하기 위함이다.

 골반의 움직임이 없으면 무게중심의 이동이 없어 중심이 잡히지 않음으로 인해 넘어지면 심하게 넘어지고, 그 충격으로 골절이 많이 발행하게 되는 것은 파킨슨뿐 아니라 그리고 나이 드신 분들의 뼈가 약해져서가 아니라 골반의 유연함이 떨어져서 상대적으로 큰 충격을 받게 되는 것이다.

 골반을 움직여야 고관절의 움직임과 함께 무릎이 부드러워지고 또한 골반 위쪽으로는 흉곽과 골반의 유연한 움직임은 무게중심을 잡아주어 특히 디스크환자들에게 큰 도움이 된다는 것은 단 한 번만 제대로 걸어봐도 알게 된다.

10-6. 천천히 걸어야 근육이 만들어진다

빨리 걷게 되면 근육에 힘이 전달되기 전에 이미 다른 발에 힘이 가 버린다.

천천히 근육에 힘이 전달된 후에 다른 발을 움직여야 한다.

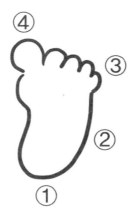

그림과 같이 발뒤꿈치부터 시작해서 새끼발가락, 엄지발가락 그리고 엉덩이에 힘이 들어가는지의 메커니즘을 몸이 잘 실행하고 있는지 확인하는 한편 천천히 움직였을 때 근육에 최대한 힘을 싣기 위함이다.

무릎을 사용하지 않기에 무릎 아플 일이 없고 또한 오다리, 허리 디스크가 있으신 분들이 편히 걸을 수 있어서 '신기한 걸음'이라고 말할 수 있다.

우리가 잘 걷는 방법을 배우는 것은 몸에 근육이 만들어지기 위함이다. 걸을 때의 무게중심이 부드럽고 유연하게 골반으로 효과적으로 이동되는지 확인해야 한다.

잘 걷는다는 것은 무게중심이 잘 이동되는 것이고, 한 걸음 한 걸음이 근육을 키우는 운동이 되어 튼튼한 다리와 골반을 얻는 지름길이 된다.

걷기운동의 걷기는 어떻게 걸어야 할까?

어제 다른 분과 걸음걸이에 관해 이야기하면서 바른걸음에 대한 이치와 추구하는 방향들을 잠깐 이야기하다가 몇 가지 다른 바른 걸음걸이와 CS 골반 걸음의 차이를 적어본다.

지금보다 빨리 걸어라!
모델 워킹을 하면 몸을 특히 무릎 안쪽이 망가진다!
일자 걸음은 좋지 않다!
팔자걸음은 좋지 않다.
일단 걸음을 걸으면 좋다.

10-7. 천송 골반 걸음의 정리

앞으로의 시대는 걷는 운동이 기본이 되는 시대가 되고, 걷는다는 것은 몸의 신호가 긍정적으로 바뀌고, 통증과 질병으로 힘들었던 분들은 병원 수술을 앞두고서 완치되었거나 오랜 질병을 뚫는 지름길이 될 것이다.

그만큼 걷는 것은 우리 몸에 긍정적인 에너지와 좋은 영향을 미치게 된다.

그러나 때로는 걷지 말라고 하기도 한다. 늦은 오후에 대구에서 전화한 분께는 걷지 말라고 했다.

걸을 수 있는 몸이 있고, 걷기 전에 몸이 준비가 되어야 하는 분들도 계시기에 일단 걷는 것을 멈추어야 한다고 말씀드렸다.

걷기 위해서 선행되어야 하는 몸의 컨디션이 어떠냐에 따라 바로 걸을 수도 있고 또는 걷기 위한 준비 단계가 필요하기도 하다.

많은 분이 스쿼트가 허리, 다리에 도움이 된다는 정보로 무작정 열심히 하다가 결국은 포기하고, 오히려 몸이 망가지는 경우가 많다.

걷는 운동을 안 하는 것보다는 매일 열심히 걷는 것이 효과가 큰데, 몸의 상태에 따라 부작용들이 따라오기도 한다.

무릎이 아파서 스쿼트를 포기했다고 하지만, 스쿼트를 30번도 못하시던 분들이 일주일 만에 그리고 한 번에 100번, 300번을 넘게 하더라도 무릎에 부담 없이 해내기도 한다. 어떤 자세를 가지고 운동을 하느냐에 따라 결과물은 달라지게 된다.

예전보다 몸에 무리가 덜 가면서 전에 운동하면서 느껴보지 못한 다리의 단단함과 엉덩이의 근육을 직접 만져가면서 희열을 느끼기도 한다.

그만큼 조금의 차이로 스쿼트에서도 운동 시간 총량이 늘어난다. 운동 효과를 눈으로 본인들이 확인하니 다시금 충전하고 더 열심히 하게 된다.

평소에 바르게, 예쁘게 걷는 것은 스쿼트만큼 무릎에 큰 영향을 주지는 않지만, 걷는 시간 대비 어떤 효과를 나타낼 것인지는 걷는 자세에 따라 효과는 다르게 나타난다.

천송 골반 걸음?

바른 걸음걸이라고 하는 다른 걸음들과 어떻게 차별화되는지 정리해보았다.

1. 천송 골반 걸음, 말대로 골반을 움직여 걷는 것이다.

−근육량이 늘어나게 된다.

−허리 살과 다리 살이 빠진다.

−몸의 균형이 잡힌다.

−허리 디스크, 목 디스크의 재활 방지와 예방에 도움이 된다.

−폐활량이 높아진다.

2. 천송 골반 걸음은 모델처럼 예쁘게 걷게 된다.

밴드에 올린 영상 중 걸음걸이가 며칠 안 되었거나 배워가는 과정의 걸음걸이 동영상들을 보시거나 무작정 따라 하시는 분들도 계시지만, 직접 보시거나 배우셔서 걷는 분들의 모습은 흡사 모델이 걷는 예쁜 모습이 되어 가는 것을 알게 된다.

모델 워킹이지만 몸에 무리가 가지 않고, 빨리 습득이 된다.

3. 몸의 균형이 잡히고 넘어지지 않는다.

바닥을 보지 않고 정면을 바라보고 걷더라도 반듯한 선에서 벗어나지 않게 되고, 예쁘게 발이 놓여있게 된다.

골반의 근육들을 사용함과 동시에 허리 근육과 복근, 목 근육까지 사용하여 딱딱했던 몸의 동작들이 부드러워지게 되고, 유연함 몸을 가지게 된다.

4. 오래 걷더라도 몸에 무리가 오지 않는다.

제주 올레길을 한 달 동안 매일 20~30킬로를 걸었지만, 예전에 걸었을 때보다 바로 걷는 골반 걸음은 무릎이나 다리가 아프지 않다. 서울의 전 선생님의 경우는 걷는 것이 새로운 운동의 시작임을 알게 되어 필자의 사무실까지 1시간 거리를 걸어서 오고 다시금 걸어가시곤 했다.

매일 걷고 다음 날 또 걷더라도 무릎이나 발에 무리가 오지 않아 그냥 걷는 것이 일상이 되었고, 골반 걸음이 즐거움이 되는 것이 걷는 운동의 즐거움이기도 한다.

5. 일자로 걸어야 한다.

일자로 걷더라도 발이 벌어지지 않아야 하고, 중심이 흐트러지거나 무너지지 않고 중심이 잡힌다.

모델처럼 걷거나 걷기 연습을 배워보신 분들은 아시겠지만, 일자로 걷는 걸음은 무릎에 영향이 오고 온몸에 힘이 들어가서 힘들다고 다들 말씀하신다.

일반 스쿼트 하는 것과 CS 스쿼트 하는 것은 비슷하지만 무릎에 영향이 오지 않는 것처럼, 정확한 걸음은 힘들지만 모델처럼 예쁘고 아름답게 걷는 것이다.

결국, 일자 걸음도 1%의 조금 다른 걸음걸이가 건강한 걸음이 되고, 몸이 편한 걸음걸음이 되는 것이다.

6. 천송 골반 걸음이 단단한 근육을 만들고 힙업을 시킨다.

"걸으면서 힙업이 되던가요? 근육이 생기던가요? 스쿼트 하면서 며칠 만에 힙업이 되던가요?"란 질문을 받게 되면 운동해보신 분들은

"설마…." 그러시겠지만 조금 다른 스쿼트만으로 얼마든지 며칠 만에 힙업이 되고 근육이 생긴다. 두 다리의 근육이 만져지고 통나무처럼 단단해짐을 며칠 만에 느끼는 것이 바로 CS 골반 걸음입니다.

7. 천송 골반 걸음은 천천히 걷는 걸음의 미학이다.

빨리 걷는 걸음은 중심이 잡히지 않기에 넘어지지 않으려고 하다 보니 발이 빨라질 수밖에 없고, 빨리 걷다 보면 시간 대비 효과가 떨어지게 된다.

천송 골반 걸음은 느림으로 천천히 걷게 되어 빨리 에너지를 소모하는 근육운동입니다.

천천히 걷는다는 것은 몸의 균형을 잡을 수 있다는 것이고, 또한 천천히 걸으면 얼마든지 빠르게도 걸을 수 있다.

8. 천송 골반 걸음은 발바닥과 온몸을 사용한다.

온몸을 사용하기에 딱딱했던 몸이 부드러워지고 통증으로 인해 사용하지 않았던 근육을 사용함과 동시에 무릎의 피로도는 느끼지 않을 정도로 근육을 사용하고, 관절을 사용하지 않는 걸음걸이가 되기 때문이다.

목 디스크, 허리 디스크, 관절염, 협착증, 위장 장애, 다이어트 등 질병 예방과 함께 재활운동을 하시는 분들의 몸과 무릎에 무리가 가지 않는 걸음걸이다.

9. 천송 골반 걸음은 일자 걸음이면서 팔자걸음이다.

오다리라 할지라도 천송 골반 걸음을 하면 무릎이 벌어지지 않는 걸음 걸이가 되고, 팔자걸음이 되면서 몸의 유연함을 만들어주는 원리가 된다.

제 11 부

●

잘못된 상식이 건강을 해친다

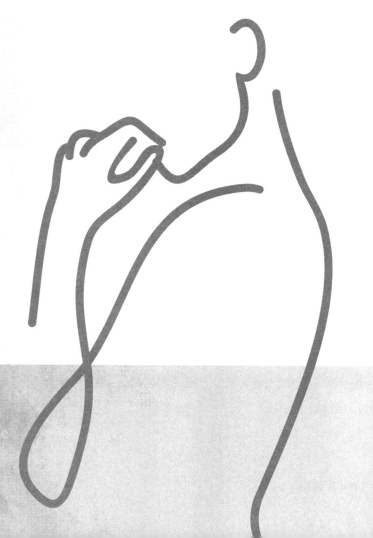

11-1. 교정기구나 보호대가 몸을 망가지게 한다

몇 주 만에 다시 보는 딸의 뒷모습을 엄마가 못 알아본다.

우리 아이는 굽어서 다니는데 등이 펴진 것을 보고 가까이 가서야 딸임을 알아차릴 정도로, 몸이 바뀌면 사람도 바뀌어 보인다.

예전의 굽어진 뒷모습과 팔자걸음에서 예쁜 모델 발걸음으로 달라진 모습에 오랫동안 짓눌렀던 고질적인 통증과 언제 다시 아플 수 있다는 생각에서 벗어나게 하는 첫 번째 과제가 되어야 한다.

쇼핑몰에서 보면 등을 펴고 잡아주는 기구라고 하는데, 그 기구들을 파는 사람들의 모습을 보면 바른 자세가 아니다. 저 기구를 판매하는 사람한테는 적용이 안 된다면 당연히 나한테도 적용이 되지 못할 것이다.

발가락 교정기구도 마찬가지로

"발가락 교정기구를 끼우면 몸이 반듯하게 펴진다."

라고 말하는 사람이 정작 본인의 몸속에는 보정 속옷을 입고 몸에는 쑥뜸과 부항 자국들이 선명하다. 옆에서 보고 있노라면 방문하시는 분들에게도 한 가지만으로 만병통치되는 듯 이것저것을 권해주시던 분을 부천에서 만났다.

300만 원씩이나 하는 고급 부항을 뜨면 몸이 바로 펴진다고 하던 그 분은 발가락에는 발가락 교정기구를 하고 있고, 몸속에는 보정속옷을 입고 있었다.

부항만으로 몸이 펴진다고 하면서 발가락 교정기구로 몸이 편해진다 는 논리에 맞지 않는, 장난 같은 이야기에 넘어가다 보면 근육은 점점 힘을 쓰지 못하고 약하게만 될 뿐이다.

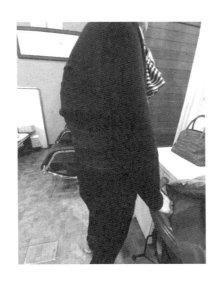

교정기구와 발가락에 끼우거나 보정속옷은 입게 되면 몸은 점점 망 가질 뿐이다.

이번에도 책을 쓰면서 여행 중에 목발을 짚은 40대 여성분을 세워서 보았더니 1주일 전에 무지외반 수술한 후 발가락 교정기구를 끼우라는 소리에 발가락 사이에 교정기구를 끼우셨지만 뒤뚱거리셨다.

"교정기구를 끼우면 발가락을 앞으로는 절대로 사용하지 못하게 될 것입니다!"

발가락 교정기구, 보정속옷 등이 당장은 편해 보이지만, 오히려 우리의 근육을 약하게 만들고 퇴화시키는 작용을 하게 된다.

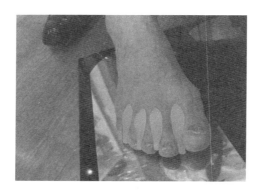

발가락 교정기구가 발에 끼우면 몸의 무게가 분산되면서 일시적으로 편해지지만, 잠시 편안함 때문에 발가락 근육들은 약해지고 발가락으로서 기능은 상실되어 발가락은 장식품에 지나지 않게 된다.

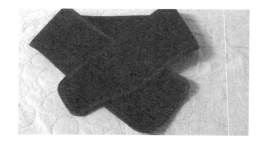

근육은 사용하지 않으면 작아지고 힘을 잃어기 때문이다.

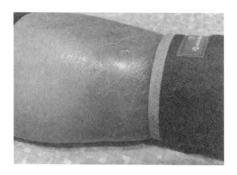

근육의 역할을 대신해 보정속옷과 복대가 몸을 지탱하게 되면 기존 근육은 힘을 발휘할 기회를 잃어버려 약해져서 근육으로서 역할을 못 하게 된다.

팔이 부러져 팔 깁스를 하고 다시 깁스를 풀었을 때를 생각해보면 팔은 얇아지고 근육이 빠져 뻣뻣해져서 힘을 쓸 수가 없고 재활을 해야만 한다.

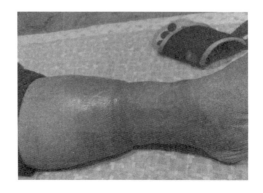

11-2. 먹지 말아야 할 음식들

위장 장애 또는 공황장애 있는 분들에게 꼭 전해주고픈 먹지 말아야 할 음식들이다.

물론 일반인들에게도 무조건 피하고, 어쩔 수 없는 식사 자리라면 조금만 먹으라고 하는 음식 중에 하나는 설탕이다.

설탕은 필자가 음식을 하면서 꼭 버려야 하는 것의 첫 번째로 꼽을 정도로 몸에 해를 많이 입힌다.

설탕의 달달한 맛에 쉽게 접하고 모든 음식에 첨가될 정도이지만, 막상 몸속에 들어가면 몸을 산성화시키고 산성화된 몸은 쉽게 피로를 느낀다. 혈액의 흐름을 느리게 하는 것만으로도 이미 설탕의 역습이 시작되었다고 봐야 한다.

설탕을 힘들게 끊고 나면 얼마나 달게 먹고 살았는지 음식 습성을 알게 될 정도로 설탕 중독 세상에 살고 있다고 봐야 한다.

○ 설탕
○ 과자
○ 빵
○ 음료수

○ 케이크

○ 외식

○ 치킨

○ 피자

○ 아이스크림

○ 우유

"위의 것들을 먹지 않으면 어떻게 살아요? 그러면 먹을 것이 하나도 없는데…."

"그럼 저런 음식들을 먹지 않는 필자의 몸은 어떤가요?"

"선생님이야 뭐 운동트레이너 몸을 하고 계시니까! 그래도 저런 것을 먹지 말라고 하는 것은 죽으라는 것 같아요!"

처음엔 볼멘소리로 힘들어하지만 며칠이 지나고 평소에 먹던 과자라도 하나 먹고서는 단 것이 아니라 쓰다는 느낌에 뱉을 정도였다는 분들의 이야기에서 과자가 단 정도가 아닌 쓰디쓴 단것을 먹고 있는 것을 알게 된다.

11-3. 더운물 대신에 찬물을 마셔라

   필자를 찾아오시는 모든 분이 몸이 차갑다는 이유로 찬물 대신 더운물을 마시고 있다가 필자가 찬물로 먹으라고 하면 깜짝 놀란다.
   "지금도 몸이 차가워서 더운물을 마셔야 그나마 살 것 같은데 찬물을 마시면 몸도 차가워지고 이도 시려서 못 먹는데?"

   찬물 마시기.

   역설적으로 찬물을 먹지 못한다는 것은 그만큼 몸이 좋지 않다는 것이다.
   아이들은 찬물을 벌컥벌컥 먹더라도 체질이니 뭐니 그런 것 신경 안쓴다. 집에 들어오자마자 냉장고 속 찬물을 마시더라도 배탈이 나거나 손발이 차갑다고 하지 않는 것을 쉽게 볼 수 있는 일이니 말이다.

   또한, 물이 몸속에 들어가는 것만으로도 혈액이 잘 돈다. 그런데 찬물이 들어간다는 것은 몸을 깨우는 역할, 즉 근육과 혈액세포에 에너지가 전달되어 몸을 움직이게 한다.
   즉 찬물이 들어가므로 인해 몸이 차가움을 인지하고 몸에서 근육에서 열을 내기 위해 포도당을 사용하게 되는 시스템을 몸이 가지고 있다.

남성들의 경우는 소변보는 것만으로 몸을 자연스레 부르르 떨게 되듯이 일부러 찬물을 가지고서 몸을 움직이게 하는 원리다.

필자에게 오시는 분들이 처음에 찬물이라 하면 기겁하셨던 분들도 어느 사이에 찬물을 아무 생각 없이 드시는 분들이 많다는 것은 그만큼 몸이 따뜻해짐을 알게 되었기 때문이다.

"아 이제는 더운물은 못 마시겠어!"

찬물 마시기는 필자가 몇 년 전부터 강조하고, 또 하루이틀 권해드린 게 아니다.

1. 따뜻한 물을 마셔서 몸이 따뜻해진 사람이 없다.
2. 미지근한 물과 찬물을 섞어서도 그게 그 물이다. 몸에 좋은 영향을 미치지 않는다.
3. 손발이 늘 차갑던 분들도 찬물을 마시기 시작하면서 며칠 만에 쉽게 마셔진다.
4. 찬물을 마시고부터는 "어느 순간 손이 따뜻해졌네!"라는 이야기도 하신다.
5. 디스크나 혈액순환의 문제 등은 어쩌면 물만 잘 마셔도 좋아질 수 있다.
6. 정수기 물은 멀리하자.
7. 우리의 혈액과 세포는 물을 먹고 산다.
8. 새로운 찬물이 들어가야 소변 보기 편할 것이다.

– 찬물이 문제가 아니라 찬물을 못 마시는 몸이 문제더라.

– 찬물을 아무 때나 마실 수 있는 몸으로 다시금 돌아가자.

11-4. 몸이 따뜻한 것이 아니라 뚜껑이 닫힌 것이다

"나는 열이 많아서 항상 몸에서 땀이 나는데요!"

본디 열이 많은 사람은 없다. 단지 열이 밖으로 빠져나가지 못하는 것이고 또한 열이 필요한 어느 장기는 너무 차갑다는 것이다.

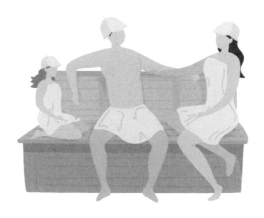

그리고 몸이 뜨겁다고 하는 사람들 배꼽 아래쪽으로는 차가움으로 인해 손발은 시리고 몸의 위쪽으로는 땀이 흘러내린다.

왜 몸에서 열이 나는지 먼저 알아야 하고, 왜 몸 밖으로 열이 배출되지 못하는지도 알아야 한다.

11-5. 몸이 따뜻해야 건강하다

기초대사량이 높으면 몸이 건강하다. 그런데 기초대사량은 체온과 밀접한 관계를 가지고 있다.

조금 쉽게 풀어쓰면 아이들이 밖에서 열심히 운동하고 뛰어놀다 집에 들어와서는 배고프다고 한다.

그만큼 에너지를 빠른 시간내에 소비했다고 말할 수 있는 것이고, 운동하는 사이 땀을 뻘뻘 흘린다는 것은 그만큼 혈액순환이 잘 된다. 땀을 흘린 만큼 밥맛도 좋다.

허기가 온다는 것은 물질대사, 즉 에너지 소비를 했다고 설명할 수 있다. 아픈 분들이나 나이 드신 어른들의 경우 "갑자기 입맛이 없어졌어!"라며 입맛이 없어졌음을 많이 이야기하는 것을 볼 수 있다.

땀을 흘릴 만큼 움직임이 적어져서 에너지 소비할 시간이 없어서 입맛이 떨어지는 것과 같다.

필자가 늘 자랑하는 첫 번째 것은 '몸이 따뜻하다.'이다.

몸이 따뜻하다는 것은 피부가 맑고 손목에서 팔꿈치까지 혈관이 보여야 한다.

몸이 따뜻하면 지방이 녹아 없어질 것이고, 그로 인해 혈액순환이 잘 될 수밖에 없다.

혈액순환이 잘 되면 소화에 그리고 잠자는 것에 피로함에 해방됨은 물론 모든 장기가 잘 유지되고 젊게 움직인다고 봐야 한다.

　혈액순환에 좋은 한약이나 건강식품을 파는 분들의 팔뚝을 걷어서 먼저 혈관이 잘 보이는지 사진처럼 봐야 한다.

　건강식품을 판매하는 사람들의 혈관이 잘 보인다면 얼마든지 혈액순환에 좋은 것이라 믿어도 될 것이다. 그렇지만 말만 좋다고 하는 것뿐이지 현실은 혈관이 보이지 않을 것이다.

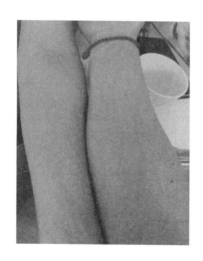

　필자도 어렸을 때는 피부가 시커멓고, 까만콩이라고 불릴 만큼 다른 친구들보다 더 피부가 시커멓게 보였다.

　나이가 먹은 지금은 어느 누구와 비교해봐도 혈관도 잘 보이고 10살짜리 아이들 피부와 비교해도 나쁘지 않을 만큼 피부가 부드럽다는 이야기를 듣는다.

피부가 부드럽다는 것은 몸이 그만큼 따뜻함을 이야기하는 것이고, 독소배출이 잘 된다는 것을 의미한다.

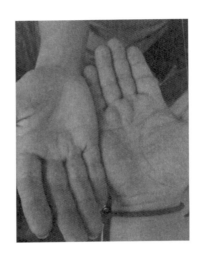

대사 증후군에 있어서 당뇨나 고혈압 고지혈증이 있으면 팔뚝에 혈관이 사진처럼 보이지 않고 피부가 늘어지고 두꺼워 보인다. 그만큼 몸이 좋지 않고 늙어가고 있다는 것을 혈관이 표시해주고 있는 것이다.

특히 신장이 좋지 않은 분들의 경우는 혈액순환이 되지 않아 피부가 나무껍질처럼 딱딱하고 거칠지만, 건강이 좋아지면서 자연히 피부까지 부드럽고 각질들이 없어지는데, 이는 곧 신장까지 좋아진다고 말할 수 있다.

몸은 항상 따뜻해야 하고 몸에서 냄새가 나지 않아야 하고, 또 피부가 거칠지 않고 부드러우면서 자세는 반듯이 서 있어야 한다.

몸을 정확히 알고 관리하면 친구들과의 나이 차이가 점점 벌어져 보이게 될 정도로 젊음을 유지하게 된다. 친구들은 나이 먹어 보이고 나이대로 살지라도 관리를 잘하면 10년 어리게 또 그보다 더 어리게 보이는 건강하고 어린 몸으로 살아가는 것이다.

화장은 피부의 주름은 순간적으로 가릴 수는 있지만, 몸속의 주름까지 그리고 혈관의 주름까지 가리지 못한다.

피부를 덮는 화장이 중요한 것이 아니다. 몸속의 혈관이 젊어지면 피부 또한 당연히 좋아지고, 피부가 희고 뽀얗고 모공이 줄어들어 화장이 필요 없는 어린아이 피부가 될 것이다.

파킨슨 환자들이나 암 환자들은 여름에도 추워서 여름에도 양말을 신어야 할 정도로 몸의 차가움을 느낀다. 몸의 차가움은 변비, 소화장애, 불면증을 가져올 뿐 아니라 몸의 경직성을 가져오게 된다.

어떤 질병이든지, 생리를 시작하는 여성도, 몸은 따뜻할 때 통증도 사라지고 질병에서 회복되는 시간도 짧아지게 된다.

11-6. 골반으로 계단 오르고 내리기

무릎이 아프거나 허리가 아프면 제일 힘든 것이 계단을 오르내리는 것이다.

계단만 없으면 살 것 같은데!

연골이 닳아서 절뚝거리면서 계단을 쳐다보면 한없이 높은 산이 앞에 닿는 느낌일 것이다. 한 계단 오르내리기가 힘들어서 거꾸로 내려오시는 분들을 보게 되는데, 조금이라도 무릎에 힘을 덜 가게 하기 위함일 것이지만, 그렇다고 무릎이 덜 아픈 것은 아니다.

어차피 아픈 무릎 이젠 덜 사용하면서 계단을 오르는 방법을 배워보자!

골반을 이용하여 계단을 오르는 것이다.

전에 무릎이 아프던 분들에게 알려드린 방법이기도 한데, 다 같이 그림과 같이 계단을 오르내리다 보면 무릎에 영향이 덜 오는 것을 느끼고, 평생 오르기 힘들 것만 같던 계단을 오르는 무릎을 대견하게 생각하게 될 것이다.

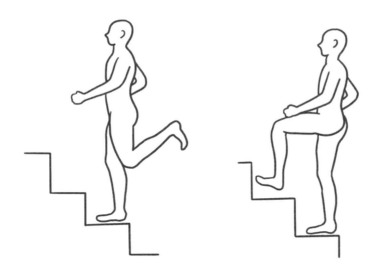

계단을 올라가는 그림이다.

뒤꿈치가 엉덩이에 닿는다고 생각하고 발을 굴려주어서 무릎을 회전시키는 힘으로 무릎을 다음 계단으로 옮겨가는 동작이 이루어져야 한다.

일반적으로 우리가 계단을 보면 우리의 몸은 움직이는 앞발을 이용해서 걸으려고 한다. 그러다 보면 아픈 무릎에 더 힘이 실리게 되고, 통증을 느낄 수밖에 없다.

그림의 경우는 뒷발을 이용해서 걷는다. 즉 뒤꿈치가 엉덩이에 닿을 정도로 올라간다는 것은 일직선이 된 상태에서 힘을 가해서 엉덩이에 힘이 가기 때문이고, 골반이 회전되면서 다음 계단에 발이 옮겨지는 원리다.

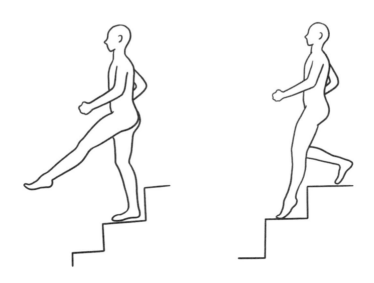

이번에 계단에서 내려오는 그림이다.

많이 보던 그림이 아니다.

이렇게 내려가면 아픈 무릎에 힘이 덜 실리게 해서 쉽고 편하게 계단에서 내려올 수 있다.

골반의 움직임으로 발목이 펴지는 만큼 계단의 높이를 최소화시키고 무릎에는 몸무게가 덜 실리게 하는 하여 무릎관절, 허리와 목 디스크로 인해 고생하시는 분들께 도움이 된다.

11-7. 의자에 앉는 자세

일반적으로 우리가 학교에서 의자에 깊숙이 앉으라 합니다.

"바르게 앉아야 아팠던 허리도 편해지니까. 깊숙이 앉으세요".

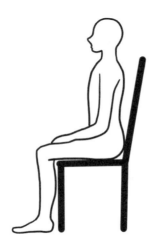

일반적으로 우리가 학교에서 의자에 깊숙이 앉으라 합니다.

이제는 의자 끝에 앉아 보시길 바랍니다.

의자에 깊숙이 앉아야 한다는 일반적 상식과 대치되기도 하지만

한 번씩 다르게 앉아 보시고 판단해 보시기 바랍니다.

1. 엉덩이는 의자에 걸치듯이 살짝만

2. 무릎은 무릎끼리 붙인다고 생각하고

'3. 발은 어깨너비 정도 벌려줍니다.

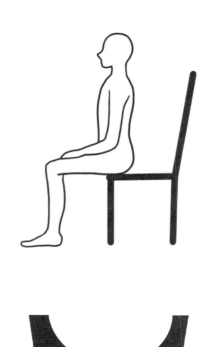

골반 때문이야

펴 낸 날 2021년 11월 24일

지 은 이 서정업
펴 낸 이 이기성
편집팀장 이윤숙
기획편집 이지희, 윤가영, 서해주
표지디자인 이지희
책임마케팅 강보현, 김성욱
펴 낸 곳 도서출판 생각나눔
출판등록 제 2018-000288호
주   소 서울 잔다리로7안길 22, 태성빌딩 3층
전   화 02-325-5100
팩   스 02-325-5101
홈페이지 www.생각나눔.kr
이 메 일 bookmain@think-book.com

• 책값은 표지 뒷면에 표기되어 있습니다.
  ISBN 979-11-7048-315-1 (03510)